医院感染防控
新标准解读

主编

彭　飞　王世英

上海科学技术出版社

图书在版编目(CIP)数据

医院感染防控新标准解读 / 彭飞,王世英主编. —上海：
上海科学技术出版社,2020.1(2024.4重印)
ISBN 978 - 7 - 5478 - 4598 - 1

Ⅰ.①医…　Ⅱ.①彭…②王…　Ⅲ.①医院—感染—预防
(卫生)—标准②医院—感染—控制—标准　Ⅳ.①R197.323 - 65

中国版本图书馆 CIP 数据核字(2019)第 221520 号

医院感染防控新标准解读
主编/彭　飞　王世英

上海世纪出版(集团)有限公司
上海 科 学 技 术 出 版 社　出版、发行
(上海市闵行区号景路159弄A座9F–10F)
邮政编码201101　　www.sstp.cn
上海新华印刷有限公司印刷
开本 889×1194　1/32　印张 8.25
字数：200 千字
2020 年 1 月第 1 版　2024 年 4 月第 4 次印刷
ISBN 978 - 7 - 5478 - 4598 - 1/R·1932
定价：46.00 元

内 容 提 要

　　国家卫生健康委员会更新的关于医院感染的 10 项规范和 2 项指南于 2017 年 6 月正式实施。本书通过问答的形式,对规范和指南中重点强调、与以往不同的内容,以及新操作规范和常见疑问进行了客观解答,并给出了详细的解析。全书涉及范围包括消毒供应中心的管理、软式内镜清洗消毒、医用织物洗涤消毒、重症监护治疗病房医院感染预防与控制、医疗机构表面清洁与消毒、经空气传播疾病医院感染的预防与控制,以及口腔器械的消毒灭菌规范。本书可供医院感染防控工作人员参考使用。

编者名单

主　编

彭　飞　王世英

副主编

王　芳　邵小平　李玲玲

参编人员
（按姓氏笔画排序）

丁小萍	王　芳	王　蓓
王世英	王晓航	冯欣伟
吕　君	乔安花	刘　冬
杨亚娟	李玲玲	张宝胜
邵小平	袁　雁	彭　飞
	蒋卓娟	

前　言

　　2016 年,国家卫生和计划生育委员会(现国家卫生健康委员会)先后于 8 月、12 月颁布了 10 项医院感染管理相关标准,包括:WS 310.1 - 3,即有关医院消毒供应中心(central sterile supply department,CSSD)的管理规范、技术操作规范和清洗消毒及灭菌效果监测标准;WS 506《口腔器械消毒灭菌技术操作规范》、WS 507《软式内镜清洗消毒技术规范》,以上 5 项标准重点对重复使用的诊疗器械(器具及用品)、口腔器械和软式内镜的清洗、消毒与灭菌进行规范。5 项推荐性卫生行业标准包括:WS/T 508《医院医用织物洗涤技术规范》、WS/T 509《重症监护病房医院感染预防与控制规范》、WS/T 510《病区医院感染管理规范》、WS/T 511《经空气传播医院感染管理规定》、WS/T 512《医疗机构环境表面清洗与消毒管理规范》,自 2017 年 6 月 1 日开始实施。规范范围包括医院感染基础管理的病区、环境表面、医用织物管理,以及医院感染高发的重症监护治疗病房的感染管理防控。目前,我国的不同地区、同一地区的不同医院、同一医院的不同部门的医院感染管理水平,以及医务人员对医院感染管理的理解不同,尤其是基层医疗机构的医院感染管理工作有待进一步夯实。为帮助大家正确理解和正确贯彻落实 10 项标准,严格执行有关技术操作规范和工作标准,有效预防和控制医院感染的发生,保障医疗安全和医疗质量,全面提升医疗机构感染管理、消毒供应管理水平,我们组织编写了本书。

本书以问答形式，文字与图片等资料相结合，依据 WS/T 509 - 2016 医院感染的 10 项规范，针对规范中重点强调、与以往不同内容、新操作规范和常见疑问点，进行客观、详细的解析和解答，力求将复杂、单调的专业规范用简单的方式表现出来，为专业人员更新和充实政策法规、规范及行业标准等知识，推动医疗单位感染管理工作再上新台阶。

由于编写时间仓促，编写人员能力有限，错漏之处在所难免，恳请广大读者批评指正！

主编

2019 年 6 月

目 录

第七章　医疗机构环境表面清洁与消毒管理规范

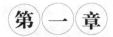

消毒供应中心第一部分： 管理规范

❶ 什么是集中管理？为何 2016 版新规范中要新增消毒供应中心的集中管理的要求？

　　答案： 集中管理是指在消毒供应中心面积满足需求的前提下，将重复使用的诊疗器械、器具和物品回收至消毒供应中心集中进行清洗、消毒或灭菌的方式。对院区分散、消毒供应中心分别设置，或现有消毒供应中心面积受限，已在手术室设置清洗消毒区域的医院，其清洗、消毒或灭菌工作可集中由消毒供应中心派专人统一管理。

　　2016 版新规范提出这一要求是由于随着微创手术的普遍开展，出现了越来越多结构复杂且精密的诊疗器械，医院对器械处理的要求和周转需求不断提升，传统的管理理念和管理模式已无法满足医院发展的需求和感染控制的要求。因此，消毒供应中心的各项工作需逐步向专业化、规范化、标准化的方向发展。消毒供应中心集中管理可将资源整合并实施合理配置，对工作人员进行专业培训，对流程实施规范化、科学化的管理，并对整个流程实施全面的质量控制，有利于提高医院感染防控质量和医院医疗质量，从而为医疗安全与临床护理提供更有力的保障。

　　集中管理的优势

　　（1）集中管理有助于质量控制管理：集中管理对消毒供应中心

的建筑布局和设备设施、人员配置及岗位职能和相关部门的管理职责等都提出了明确要求,对器械处理提出了标准化的操作流程规范并形成了一个闭环体系,确保各项工作的质量监管都有据可循,有助于质量控制和管理。

(2)集中管理有助于提升专业质量:集中化管理的模式强调"专业的人做专业的事",要求医院根据消毒供应中心的工作量及岗位需求,科学、合理配置具有职业资质的护士、消毒员和其他工作人员。并要求建立继续教育制度,使消毒供应中心的工作人员接受与其岗位职责相应的岗位培训,掌握相关的专业知识与技能,从而有效保障器械处理的质量和周转供应,防止因操作不当造成的器械损伤。

(3)集中管理更有益于职业安全:借助专业的设备、设施,通过科学化的管理以及操作人员专业规范的操作,可减少器械处理人员接触有毒、有害、易挥发、刺激性物质的机会,避免锐器刺伤,将污染源进行有效控制,降低职业损伤和院内感染的风险。

(4)集中管理有助于延长器械使用寿命:器械的使用寿命与器械的保养分不开。传统的管理模式下,各临床科室的手术器械无专人负责清洗、检查、保养和维护,易发生器械关节不灵活、器械生锈、器械零件丢失等现象。集中管理模式下,操作人员专岗专人,且都经过专业的培训,掌握正确的洗涤流程,可根据物品材料、器械结构、物品污染的危险程度进行分类清洗。检查包转环节有专人对贵重的精密器械进行保养和维护,一旦发现器械损坏,可联系相关科室及厂商协调维修。因此,集中管理有助于延长器械使用寿命。

(5)集中管理有助于节约成本:集中管理能使消毒供应中心的人力资源和物力资源都得到更合理的配置。器械的清洗、消毒、灭菌等各环节除了特定的设备设施外,还需要使用相应的清洗剂、润滑剂、灭菌剂、包装材料、监测指示物等耗材,而这类耗材往往有效期较短,传统的消毒供应模式不利于成本控制,易造成耗材浪费。集中管理有专人负责耗材申领和管理,可有效避免耗材浪费,合理控制成本。此外,器械集中管理后,所有器械都由供应室根据专科需要配置，可以增加器械周转效率，避免器械供需不均，减少了不必要的器械购置成本。

❷ 在设计新建或改建的消毒供应中心时应注意什么？

答案：在设计新建或改建消毒供应中心时应遵循以下几个关键步骤：论证→选址→布局，并遵循新规对消毒供应中心选址和布局的基本要求。

（1）消毒供应中心选址宜接近手术室、产房和临床科室，或与手术室之间有物品直接传递的专用通道，不宜建在地下室或半地下室。

（2）消毒供应中心周围环境应清洁、无污染源，区域应相对独立；内部通风、采光良好。但在实际使用中，由于高压灭菌器需要蒸汽源，所以建议选址不要离锅炉房太远，要考虑到蒸汽管道的距离和蒸汽质量的保证。

（3）消毒供应中心的建筑面积应符合医院建设方面的有关规定，并与医院的规模、性质、任务相适应，兼顾未来发展规模的需要。专科医院和综合医院的消毒供应中心建筑面积有很大差异。一般而言，工作量大、专科器械复杂、手术类型多，消毒供应中心建设需要的面积较大，反之则较小。

（4）建筑布局应分为辅助区域和工作区域。辅助区域包括工作人员更衣室、值班室、办公室、休息室、卫生间等。工作区域包括去污区、检查包装及灭菌区（其中敷料包应有独立的包装间）和无菌物品存储区。工作区域的划分应遵循的基本原则包括：①物品由污到洁，不交叉、不逆流；②空气流向由洁到污；采用机械通风的，去污区保持相对负压，检查包装及灭菌区保持相对正压。

新规范还对工作区域的温度、相对湿度、机械通风的换气次数提出了相应要求，并建议在工作区域安装化学物质浓度监测装置。

解析

消毒供应中心设计与布局的合理性，是对医院消毒供应中心标准化、现代化、科学化和专业化管理的有力促进,是减少院内交叉感染的重要措施,更是医院医疗质量的一个重要保证。在设计消毒供应中心的过程中,前期的集中论证工作十分重要。由于消毒供应中心工程涉及建筑、装修、层流净化、医疗设备、感染控制及消防等多个项目,所以应召集护理部、基建科、设备科、感控科、消毒供应中心等使用部门共同探讨,大家集思广益,进行充分反复论证,最终形成建设方案。新规范中明确规定,护理管理、医院感染管理、设备及后勤管理等部门还应履行以下职责:对消毒供应中心新建、改建与扩建的设计方案进行卫生学审议;对清洗消毒与灭菌设备的配置与性能要求提出意见;负责设备购置的审核(合格证、技术参数)建立对厂家设备安装、检修的质量审核、验收制度;专人负责消毒供应中心设备的维护和定期检修,并建立设备档案。

消毒供应中心各区域布局设计的注意事项包括以下几点。

(1)整体布局:工作区整体布局应呈单向通过式,按由"污"到"洁"再到"净"的作业流程进行分布,即物品回收→分类浸泡初洗→精细、机洗、干燥→检查配备打包→高温高压蒸汽灭菌、低温灭菌→质量检测→无菌物品存放→物品配备装车→统一发放,整个流程中两个相邻的工序设在相邻的房间内。根据洁净要求不同分为去污区、清洁区、无菌区及一般生活工作区(还可设置质量检测室),到各区必须经过缓冲间,采用强制性通道,将人流、物流分开,不交叉、不逆流。消毒供应中心应设置空气净化系统,低温灭菌室须建立独立的排风系统。因清洗消毒机及脉动真空灭菌器运行过程中均会产生大量热量,因此在消毒供应中心的空调系统设计过程中应该充分考虑该因素,配备独立的空调系统,确保夏天能实现强制冷,从而保证环境温度符合要求。冬天时由于设备正常运行会辐射大量的热量,该空调系统在冬天也应能够实现制冷功能。

(2)去污区:去污区应设计为微负压区,回收洗涤间主要负责物品的接收和洗涤,需配置不锈钢浸泡槽和清洗槽。去污区与清洁区之间利用双扉全自动清洗消毒机隔成两个明确区域。去污区到检查包装灭菌区还应设置物品传递床，经过清洗消毒的物品需通过传递窗传入，且传递窗在不使用时应保持关闭状态。工作人员只有通过缓冲区更衣、换鞋后才能到清洁区，禁止工作人员跨区走动，以防止交叉感染。

（3）检查包装灭菌区：检查包装灭菌区应设计为微正压区，区内洁净度要求相对较高，在设计时不但要考虑人流物流动向，还需考虑装修材料的选择，要易于清洁，不易积尘。清洁区内应划分敷料包打包间和器械打包间，为利于工作，可将包装区与灭菌区融为一个整体，但灭菌区应安装排风装置，随时通风降温，以排出室内蒸汽，将室温控制在 22 ℃左右，并定时补充新风。检查包装灭菌区与无菌物品储存区可采用双扉脉动真空灭菌器作为隔离屏障严密分隔。低温灭菌设备应与高温灭菌设备分区域放置。低温灭菌若使用环氧乙烷灭菌器，灭菌器工作区域应通风良好，远离火源，灭菌器各侧（包括上方）应预留 51 cm 空间；应设置专用的排气系统，且与大楼其他排气管道完全隔离，排气管应为不通透环氧乙烷的材料如铜管等，垂直部分长度超过 3 m 时，应加装集水器；排气管应导至室外，并于出口处反转向下，不应有凹陷和回圈，距排气口 7.6 m 范围内不应有易燃物。

（4）无菌物品储存区：无菌物品储存区对空气洁净度的要求最高，建议采用万级层流净化。为防止其他区域对该区域的污染，空气压力需设计为正压，避免其他区域空气的进入，区内不得有水源、气源，应长期保持干燥与清洁。无菌物品储存区应设计在整个工作区的一端，使之可成为相对封闭的区域，严格控制无关人员的进出。

（5）辅助区域：一般性区域包括办公室、一般库房、值班室、更衣室、卫生间等。一般性区域与工作区相对隔离，工作人员由一般性区域进入工作区需经过缓冲间洗手、更衣、换鞋方可进入。

❸ 消毒供应中心的灭菌包可分为哪几类？

答案： 依照器械包内器械件数，一般可将器械包分为 A、B、C、D、E 五类。A 类器械包器械件数＜5 件；B 类器械包器械件数为 5～15 件；C 类器械包器械件数为 15～25 件；D 类器械包器械件数为 25～50 件；E 类器械包器械件数＞50 件。

解析

各类别具体包括的消毒包可参考表 1-1。

表 1-1　器械包分类表

类别	消毒包名称					归类说明
A 类	小口腔	小会阴	换药包	公钳套装	吸痰缸套装	器械件数 ＜5
	酒精瓶	湿化瓶	止血带	无菌缸包		
B 类	灌肠筒	缝合包	气切包	静切包	骨穿包	器械件数 5～15
	腰穿包	腹穿包	妇专包	大口护	大会阴	
	器械盘	自备包（按科室需要打包）				
C 类	小腿另加包	牵引包	脑外电钻包	取钉 5 件	清创包	器械件数 15～25
	手外科包	颈椎另加包	灯罩	脑棉	汽化基础器械	
	小胸撑	内固定	电钻	髋关节另加包	脑外显微器械	
	手摇钻	截肢另加包	探针	驱血带	气动开颅系统	
	钢尺	盆扫另加包	直肠另加包	荷包钳	脑外蛇形拉钩	
	S 拉钩	长血管钳	巾钳	无损伤血管钳	尿道扩张探子	
	整形另加包	尿道扩张包	植皮另加包	血管另加包	肠钳	
	针盒	无菌盒	公钳	缝合包	胃另加包	
	扩阴器	中弯	子宫另加包	止血带方盘	蚊氏	
	弯盘	妇科包	取环包	接生包	吸宫包	

（续表）

类别	消毒包名称					归类说明
C类	通水包	清宫包	小手术包	钳类器械盒	长弯血管钳	
	三叶拉钩	中弯	擦手布	棉签	绷带	
	动静脉瘘另加包	大隐静脉抽剥器	阴式子宫另加包	强生切割器手柄	输尿管切开取石另加包	
	LC基础包	腹扎包	扁桃体包	胸科另加包	关节镜专科包	
	胆囊另加包	脑外另加包	折弯器	钢丝钳	关节镜基础包	
	LC盆	眼科基础包	乳突包	腋臭包	鼻内镜器械包	
D类	悬吊拉钩	乳癌另加包	鼻内镜包	鼻息肉包	眼科整形包	器械件数 25～50
	LC包	支撑喉镜包	小手术包	整形基础包	手外伤整形包	
	手术衣两件	一块开刀巾	眼科布类包	动静脉吻合包	动静脉基础包	
	胆囊另加包	胃另加包	植皮另加包	扁桃体挤切包	鼻整形另加包	
	清创包	骨科清创包	烧伤纱布	眶膈另加包	鼻内镜另加包	
	盐水垫	光边纱布	动静脉瘘专科包			
	剖腹探查包	阑尾包	小儿阑尾包	上颌窦包	口腔包	
E类	门口治疗盘	剖腹包	汽化包	大手术包	甲状腺包	器械件数 >50
	直肠包	手术台布	戊二醛盒子	大腿包	小腿包	
	上肢包	髋关节包	脑外器械	椎间盘包	椎间盘另加包	
	剖胸器械	甲状腺器械	颈椎器械			

❹ 新规范中在设备设施中为何新增加"应配有水处理设备"？

答案：清洗及灭菌用水的水质不仅会影响器械的清洗、消毒和灭菌质量,还会对器械的使用寿命造成一定影响,因此新规范中增加了对水处理设备的要求,并将其列为强制性要求。

解析

　　水处理系统是运用物理化学处理技术、光照射技术及膜过滤技术对自来水进行统一处理,保证各部位不同"水"的供应,保证消毒供应中心水的使用。

　　器械清洗分为冲洗、洗涤、漂洗和终末漂洗,各步骤用水要求不同,依照规范在终末漂洗时应使用纯化水,其电导率应≤15 μS/cm(25 ℃)。如果纯化水的电导率没有达到要求,说明其中的导电离子含量超出要求,可能影响器械的清洗质量。当水中含有的钙镁离子成分过多,高温清洗后在器械表面会形成白色沉淀物,还可能影响消毒剂的作用效果;当水中氯离子含量超过标准时,则可能造成器械表面出现锈蚀,若器械得不到及时保养,还可能形成生物膜,不仅会缩短器械的使用寿命,还会影响器械的清洗消毒质量,造成医院感染风险。

　　此外,高温高压灭菌器的蒸汽质量也与水质相关,而蒸汽质量是造成湿包的一个重要因素。因此,消毒供应中心的工作人员应定期(每月)对水质进行监测和抽查,确保水的质量。

❺ 新规范对外来医疗器械和植入物的管理提出了哪些要求？ 消毒供应中心管理人员在实践中有哪些需要注意的事项？

　　答案: 消毒供应中心管理人员在实践中应在医院层面制定各项规章制度,从而明确相关职能部门的与医疗器械管理、交接和清洗、消毒、灭菌及提前放行过程中的责任,开展专项管理,建立外来器械质量安全管理小组,成立多部门联合管理机制由分管院领导负责,建立由医务科、护理部、医院感染管理科后勤、保障科、临床科室、手术室、供应室、外来器械公司等多部门组合的外来器械质量安全管理小组，并建立信息交流平台，从而保障各部门沟通顺畅，定期通过自检的形式进行质量监督管理。

此外，新规范中新增对植入物与外来医疗器械专岗负责制，人员应相对固定。消毒供应中心内部应成立外来器械专科组，外来器械专科组成员经过专科培训合格后单独上岗，消毒供应中心管理人员应建立并实施管理制度和操作规程，明确术前和术后外来器械的回收、清点、清洗、包装、消毒、灭菌及发放等各环节的具体操作要求与质量监控标准，从而保证器械质量和医疗安全。

消毒供应中心管理人员还应与外来医疗器械及植入物的供应商签订服务协议，并建立服务质量反馈制度，及时向医院相关部门汇报问题、定期分析总结和改进。

解析

消毒供应中心内部应结合医院外来医疗器械与植入物的专项管理要求，建立专科器械管理制度，包括岗位职责、操作流程、操作步骤、质量监测等。

（1）岗位职责应明确岗位人员的业务能力要求、工作任务、职责、工作权限和方法。

（2）操作流程应包括首次接收和常规接收的处理流程及管理要求。

（3）操作步骤是指根据外来医疗器械与植入物的类别和处置方法建立的操作步骤，包括操作方法、步骤、注意事项等要求。

（4）质量监测需符合新规范的要求，结合实际工作情况制定、落实外来医疗器械与植入物清洗、消毒、灭菌的日常与定期监测及记录。

（5）外来医疗器械与植入物的质量记录应具有可追溯性，至少包括首次接收及使用后器械清洗消毒记录、灭菌效果监测及放行记录、植入物提前放行记录、器械使用后回收记录等。记录和保存要求应符合新规范的基本要求。

消毒供应中心与外来医疗器械签订的服务协议书应包含以下几点。

（1）应提供外来医疗器械与植入物的说明书。

（2）应提供每套器械完整的配置清单。

（3）应保证足够的处置时间，首次接收的择期手术器械最晚应于术前 48 小时前送达，常规接收的择期手术器械最晚应于手术前一日 15 小时前送达，急诊手术应及时送达。

（4）根据医院手术的开展情况，宜配备必要的常规外来医疗器械与植入物。

（5）新规范对外来器械的管理和处理提出了更为细化的要求。

⑥ 消毒供应中心在首次接收外来器械时需要获取哪些资料？有什么需要注意的事项？

答案：依照新出版的《外来医疗器械清洗消毒及灭菌技术操作指南》，首次接收外来医疗器械与植入物应从该器械厂商获取在医院相关部门获得准入审核许可、器械说明书及完整版的器械清单。

解析

首次接收外来器械应做好审核、评估、测试及制定流程和存档等工作。

（1）首次接收外来医疗器械及植入物应根据医院相关部门提供的供应商及外来医疗器械与植入物的准入清单进行确认，并要求器械厂商获取相关部门的审核许可证明文件。

（2）应向器械厂商索要说明书并依照 YY/T0802《医疗器械的灭菌制造商提供的处理可重复医疗器械的信息》的要求检查说明书是否符合要求，并依照说明书核查器械是否匹配。器械说明书应包含再处理说明、再处理的局限性与约束性，处理前的使用现场准备，清洁前的准备、清洁、消毒、干燥、检查保养与维护、包装、灭菌和贮存 11

个方面。其中清洁、消毒和灭菌为关注重点。

1）清洁：首先应明确该器械是否可以进行清洗。如果不能清洗，应该设有警示标志；对于能够清洗的器械，则应给出一种手工清洗方式和至少一种使用清洗消毒机清洗的方式。而厂商事先要对这些清洗方式进行确认，以保证清洗效果并不造成器械的损伤。在清洗时，还要考虑到是否需要辅助装置，清洗水质要求，清洗剂的要求，清洗剂残留及监测，清洗的温度、溶液浓度和暴露时间，如果需使用特殊技术，也要进行说明。

2）消毒：需要给出一种确认过的手工消毒方式。使用自动清洗消毒机进行消毒的话，也应给出具体的、经过验证的方法。消毒时的考虑与清洗时相类似，也考虑到辅助装置的需求，处理水质的要求、消毒剂、浓度与处理时间，消毒剂残留量的限制与监测方法，整个消毒过程的温度、浓度与暴露时间，特殊的消毒技术及漂洗技术。

3）灭菌：厂商需要提供至少一种被确认过的灭菌方式，灭菌设备要求，灭菌剂的鉴定与浓度，灭菌的湿度、压力、温度、暴露时间、技术说明与后处理技术说明。对于湿热、环氧乙烷和甲醛灭菌的蒸汽冷凝液中污染物最大量也要有所说明。

（3）应根据说明书要求，评估消毒供应中心是否具备对该器械清洗消毒及灭菌的条件和能力。

（4）进行首次灭菌时，应准备好所需的物品，包括清洗筐、标识牌和密纹筐等。

（5）检查器械及盛装容器的清洁度，有污渍的应及时与器械厂商沟通。

（6）首次接收时，应注意索要全套完整的外来医疗器械与植入物清单进行核查清点。检查器械应完整无缺失，功能性完好，无压痕、凹陷、切削刀、螺钉、螺纹无损失，运动部件、棘轮应检查灵活性，若有器械缺失或损坏，应及时与供应商沟通并更换。

（7）根据说明书制定操作流程和测试方案，对外来医疗器械与植入物的清洗消毒效果进行确认，检查灭菌有效性及有无湿包。

（8）记录测试合格的清洗消毒及灭菌相关参数，制定流程以作为该器械及植入物常规处理流程，并将规程备案存档。

❼ 目前市面上有各种各样的清洗剂，请问应该如何选择呢？

答案： 清洗剂的选择应遵照器械说明书和清洗剂说明书，查看清洗剂所含成分并评判清洗效果。此外，由于生物膜被认为是引起内镜相关感染的一个重要因素，因此在选择内镜清洗剂时，还应关注是否能够去除生物膜。

解析

不同的清洗剂所含成分不同，清洗功能和效果也不同。

（1）碱性清洗剂的主要有效成分为表面活性剂和多磷酸盐等，碱性清洗剂的 pH＞7，可有效去除油脂类物质，但对金属有轻微的腐蚀性。有学者报道使用碱性清洗剂清洗不锈钢器械可去除表面游离铁离子，使器械显得较为光亮，但流失的铁离子可造成器械表面磨损，累计上千次后可见肉眼差异。

（2）医用含酶清洗剂的主要有效成分是表面活性剂、蛋白酶、糖酶、脂肪酶和淀粉酶等；酶清洗剂的 pH 一般为中性，酶洗剂中添加的酶按种类可分为单酶和多酶，按物理形态可分为固体酶和液体酶，并含有性质温和的表面活性剂，能有效去除黏附在医疗器械上的蛋白质、多糖、脂肪和糖类，使残留在物品上的有机物和微生物的数量尽可能减至最少。使用酶液清洗管腔器械，可避免因器械管径细小、清洗困难造成污染物堵塞管腔。此外，酶液清洗剂对金属的腐蚀性较小，质量高的酶清洗剂应无腐蚀性。可避免因使用普通清洗剂或手工擦洗使器械表面容易出现毛糙、锈蚀，可在一定程度上减少器械的损耗。因此，医用含酶清洗液具有高效清洗、省时省力的双重优点。

⑧ 新规范中增加了关于工作区域有害气体浓度监测和报警的职业防护要求，消毒供应中心在实践操作时是否必须安装有害气体浓度超标报警器？

答案：新规范提出"宜在环氧乙烷、过氧化氢低温等离子、低温甲醛蒸汽灭菌等工作区域配置相应的环境有害气体浓度超标报警器"，该项条例为推荐性要求，而非强制性要求。在临床实践中，可根据实际需求和能量选择配置相应的气体浓度监测和报警装置。

解析

三种灭菌方式都属于化学气体灭菌，灭菌后可能有一定残留，因此我国新规范建议安装气体浓度监测和报警装置。

（1）环氧乙烷灭菌：环氧乙烷已被界定属于致癌物质。依照我国职业安全卫生标准要求，每日 8 小时工作时间内，环氧乙烷的平均加权浓度应不超过 2×10^{-6}。为避免环氧乙烷残留超标对工作人员和患者造成伤害，使用环氧乙烷灭菌后的物品必须经过 12 小时的解析过程，且器械从灭菌舱取出后，应放置通风 24 小时后方可发放。美国联邦政府规定，为限制环氧乙烷灭菌的使用频率，每锅的装载必须是满载，如不得已的情况下需要非满载运行，必须要有执行医师和设备管理人员的签字确认书；每锅的详细记录单必须保存 5 年，2 年内的记录单必须放在容易获取处。此外，美国职业安全与健康管理局（Occupational Safety and Health Administration，OSHA）规定，需在环氧乙烷灭菌区入口处张贴警告标示，内容必须标明"危险，环氧乙烷致癌，仅限工作人员内，进入此区域必须穿防护服，戴防护口罩"，告知工作人员关于环氧乙烷泄漏的危害及避免危害的必要措施，强制要求工作区域安装气体监测和报警装置，工作人员佩戴环氧乙烷接触量监测仪，并建立书面应急预案，避免环氧乙烷泄漏。对于每年接触环氧乙烷灭菌工作超过 30 日的工作人员需每年提供体检，并保留工作人员的医学监测记录证明 30 年。我国《医疗机构消毒技术规范》也对环氧乙烷灭菌器的安装要求提出明确要求：环氧乙烷排放应遵循生产厂家的使用说明,设置专用的排气系统,并保证足够的时间进行灭菌后的通风换气;灭菌器安装应符合要求,包括通风良好、远离火源,灭菌器各侧(包括上方)应预留 51 cm 空间;应安装专门的排气管道系统,且与大楼其他排气管道完全隔离;排气管应为不通透环氧乙烷的材料;铜管等垂直部分超过 3 m 时,应加装集水器;排气管应导向室外,并于出口处反转向下,不应有凹陷和回圈;距排气口 7.6 m 范围内不应有易燃物。

(2) 过氧化氢低温等离子灭菌:过氧化氢,俗称双氧水,3%～6%的双氧水可用于伤口消毒。之所以要关注过氧化氢残留问题,主要是因为用于过氧化氢低温等离子灭菌的过氧化氢浓度较高(58%～60%),但实际用于过氧化氢低温等离子灭菌的过氧化氢剂量很小,灭菌后的残留过氧化氢可通过排气和等离子解析分解成水和氧气。依照我国职业安全卫生标准要求,每日 8 小时工作时间内环氧乙烷的平均加权浓度应不超过 2×10^{-6}。此外,我国过氧化氢低温等离子灭菌器的国家标准要求过氧化氢低温等离子灭菌后器械表面残留不得超过隐形眼镜护理液中过氧化氢的含量($\leqslant$30 mg/kg)。吸入过量过氧化氢可能对呼吸道造成一定的刺激和伤害,皮肤接触过氧化氢会有灼痛感,应用流动水冲洗。因此,建议佩戴口罩和手套操作过氧化氢低温等离子灭菌器。在使用过氧化氢低温等离子灭菌设备时,要注意不得灭菌对过氧化氢有吸附性的材料和器械,如布类、纸类、粉剂。还应注意做好器械的干燥工作,防止残留水分干扰灭菌舱的真空压力并吸收过氧化氢,造成灭菌失败。

国外要求使用环氧乙烷灭菌器必须安装有害气体浓度监测和报警装置,而对于过氧化氢低温等离子灭菌,国外并没有此类要求。美国国际消毒供应中心协会(IAHCSMM)《内镜再处理手册》中明确指出使用过氧化氢低温等离子灭菌不需要对工作区域的环境浓度进行监测,也不需要做人体毒素测定,因为国外专家认为过氧化氢低温等离子灭菌是安全环保的。

(3) 甲醛已被世界卫生组织归为一类致癌物,传统的甲醛熏蒸灭菌方式因存在泄漏和残留的风险已逐渐被淘汰。近年来，新型负压低温蒸汽甲醛灭菌器较好解决了这一问题。依照我国职业安全卫生标准要求，每日8小时工作时间内环氧乙烷的平均加权浓度应不超过 0.5×10^{-6}。此外，灭菌物品上甲醛残留不得超过 $4.5 \ mg/cm^2$，不可使用吸附甲醛的材料（棉布、纸、聚乙烯膜、玻璃纸等）作为包装物。

甲醛的主要危害表现为对皮肤黏膜的刺激作用，甲醛在室内达到一定浓度时，人就有不适感。大于 $0.08 \ m^3$ 的甲醛浓度可引起眼红、眼痒、咽喉不适或疼痛、声音嘶哑、喷嚏、胸闷、气喘、皮炎等。建议操作人员佩戴安全防护眼镜、穿戴防护服和手套，若皮肤和眼睛接触甲醛，应立即用流动水冲洗。若发生甲醛泄漏，应立即疏散工作人员至安全区，禁止无关人员进入污染区，并切断火源。建议应急处理人员戴自给式呼吸器和化学防护服。

❾ 除了对工作区域有害气体的浓度进行监测外，消毒供应中心工作人员的日常防护还有哪些注意事项？

答案：进入污染区应按照标准预防的要求进行个人防护，应配备相应的个人防护用品，包括圆帽、口罩、隔离衣或防水围裙、手套、专用鞋、护目镜、面罩等，去污区应配置洗眼装置；人员应熟练掌握和正确使用防护用品，如防护口罩、防护镜、防护手套、隔离衣等，并了解使用中需注意的问题。消毒供应中心操作人员日常工作中可能面临的职业安全风险包括以下三方面。

（1）物理性因素

1）环境因素：回收间进行污染器械的分类、清洗等各种致病菌扩散到空气中形成气溶胶造成环境和空气的污染。

2）针刺伤和刀割伤：在物品回收、清洗、包装过程中被针头、刀片、剪刀等锐器刺伤。

3）烧伤、烫伤：高温、高压、蒸汽各种机器如操作不当极易引发操作人员的烫伤。

4）噪声：噪声来源于清洗机、烘干机、高压蒸汽灭菌器等。

5）粉尘：消毒供应中心常用的敷料及折叠手术巾等产生大量纤维粉尘到处飞扬，极易吸入呼吸道，可损害呼吸功能。

6）紫外线：消毒供应中心空气消毒多采用紫外线照射，紫外线照射到人的眼、皮肤，会引起电光性眼炎、灼伤、红斑、皮肤过敏等。

（2）化学性因素：包括污染物品清洗、消毒过程都会使用化学消毒液浸泡消毒处理，而使用最多的是含氯消毒剂和含酶洗涤剂，这些消毒剂对人体的皮肤、黏膜、呼吸道、神经系统等均有一定程度的损害，长期接触可引起皮炎、哮喘、眼灼伤等。

（3）生物性因素：即经血液传播，主要发生在污染物品的回收、清洗环节，被污染的穿刺针、手术器械及沾有血液、体液的器具，穿透工作人员皮肤黏膜而感染上乙型肝炎病毒、丙型肝炎病毒及艾滋病病毒等经血液传播的疾病。

解析

消毒供应中心管理人员应加强工作人员的培训和教育，使操作人员掌握基本的职业防护措施及各类防护用品的使用范围及方法。接触患者的血液、体液、分泌物、排泄物等时，均应视其具有传染性，须进行隔离，不论是否有明显的血迹污染或是否接触非完整的皮肤与黏膜，接触上述物质者，必须采取标准水平的消毒、隔离等防护措施。标准防护的安全操作包括以下几点。

（1）利器盒应以方便丢弃为原则，禁止将锐利器具直接传递给他人、禁止回套使用过的注射器针头、禁止折毁锐利器具等。

（2）处理接触过患者的血液、体液、分泌物、排泄物等器械时须戴手套，可能喷溅时应戴防护眼镜或防护面罩，穿隔离衣或防水围裙。接触性细菌传染的防护：了解洗手指征，掌握洗手的规范方法。

（3）对空气污染的自身防护：戴好口罩，须注意正确使用和保存口罩。

（4）长时间在紫外线照射的环境下工作，需要注意保护眼睛，避免对人体直接照射，必要时戴护目镜及穿防护服进行保护。

（5）液体化学消毒时，应防止过敏及对皮肤、黏膜的损伤。

（6）进入去污区按规范着装：进行污染器械的分类、核对、装载时，必须戴圆帽、口罩，穿隔离衣或防水围裙，穿专用鞋，戴手套，手工清洗器械或用具时必须戴护目镜或面罩。

此外，还应加强免疫预防接种，每年进行体检，乙肝免疫检测列入医务人员常规健康体检项目，对于抗体阴性人员，预防免疫接种乙肝疫苗。注意饮食结构，保持乐观情绪，加强锻炼，增强自身抵抗力。

❿ 新规范对消毒供应中心工作人员的职责和岗位有要求，请问具体要求是什么？

答案：新规范要求医院应根据消毒供应中心的工作量及岗位需求，科学、合理地配置具有职业资格的护士、消毒员和其他工作人员。消毒供应中心的工作人员应当接受与其岗位职责相应的培训，正确掌握以下知识和技能。

（1）各类诊疗器械、器具和物品的清洗、消毒、灭菌的知识与技能。

（2）相关清洗消毒、灭菌设备的操作规程。

（3）职业安全防护原则和方法。

（4）医院感染预防与控制的相关知识。

（5）相关的法律、法规、标准、规范。

应建立消毒供应中心工作人员的继续教育培训制度，根据专业进展，开展培训，更新知识。

解析

新规范中增加了对工作人员相关法律、法规的培训，这对新员工也是必需的，明确自己工作中的权利和义务。消毒供应中心管理人员在实施岗位培训时,可依照操作人员的工作职责和工作年限制订相应的培训计划。

随着工作年限和工作技能的提高,初级工作人员可安排学习规范中提到的相关清洗消毒、灭菌设备的操作规程,这属于专科操作,主要包括塑封机的使用操作,全自动清洗机操作,器械检查与保养、包装操作,超声波清洗机操作,手工清洗操作,待灭菌物品的装载操作,无菌物品卸载、储存与发放流程等。

中级工作人员学习规范中的医院感染预防与控制相关知识及处理各种实际工作中的突发和意外事件,主要包括如常用医疗器具,各种护理包、手术器械包的检查与保养,各种无菌物品、医疗用品及感染控制类物品的发放工作,消毒中心区域轮换流程、熟悉和掌握消毒区域与消毒重点,各种消毒器具、设备及各类消毒剂的使用和保存办法;实施紧急情况下特殊污染物品的处理流程演习,包括停水、停电、火灾、环氧乙烷气体泄露、泛水等情况。

高级工作人员可参与科室管理,提出本科室的工作规划和新生项目内容及发展;参加先进技术及新规范中明确的行业标准、规范的培训,并将这些新规范、新技术、新理念及时组织科室人员学习,用新理念、新知识武装头脑,促进科室发展。

（彭　飞　王　芳）

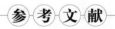

参 考 文 献

[1] 王恩定,刘霞,张亿琴,等.医院消毒供应中心水处理设备的精细化管理及效果评价[J].现代医院,2017,4(17):508-510.

[2] 张艳玉,郭丽珍,张咏梅.操作技能培训在消毒供应中心人员培训中的应用[J].世界最新医学信息文摘,2017,17(23):88-92.

[3] 何翠.加强消毒供应中心管理控制医院感染[J].实用临床护理学杂志,2017,2(17):157-159.

[4] 邓明卓,周春莲,陈惠清.医院感染管理相关科研现状调查及发展趋势[J].

中国感染控制杂志,2016,15(9)：686-688.

［5］李六亿,徐艳.医院感染管理的风险评估［J］.中国感染控制杂志,2016,
　　15(7)：441-446.

［6］张沂川.浅析中小型医院中心消毒供应部平面布局［J］.中国医院建筑与装
　　备,2014,15(8)：76-78.

［7］张锦,曹阳,赵惠军,等.现代化消毒供应中心建筑设计构想及实践——海军
　　总医院CSSD设计实践［J］.中国医院建筑与装备,2014,15(7)：79-81.

［8］郭丽珊,叶凤梅,严月橙.消毒供应中心对外来手术器械的"两准、三化"管理
　　及其成效［J］.全科护理,2015,13(30)：3067-3068.

［9］张淼.消毒供应中心人员分层培训实践的探讨［J］.医药卫生：文摘版,
　　2015,6：290-292.

［10］李琼,温月英,汤兰,等.消毒供应中心质量追溯系统应用效果分析［J］.实用
　　医院临床杂志,2015,12(4)：112-114.

［11］何秀兰.质量追溯系统在医院消毒供应室中的应用研究［J］.中国煤炭工业
　　医学杂.2018,2(12)：2152-2154.

［12］朱亭亭,班海群,李炎,等.医用清洗剂金属腐蚀性与测试方法［J］.环境卫生
　　学杂志,2017,2(7)：53-56.

［13］黄浩,成翼娟,何小燕.消毒供应中心护理手册［M］.北京：科学出版社,
　　2011：17-25.

［14］张慧琳,张香兰,李欣.医院信息化系统在消毒供应中心管理中的应用［J］.
　　全科护理,2014,12(36)：3436-3438.

练 习 题

一、单选题

1. 植入型器械的灭菌方法首选,正确的是

　A. 高压蒸汽灭菌　B. 快速灭菌　　　C. 等离子灭菌　　D. 戊二醛浸泡

2. 关于手工清洗的描述下列哪项是错误的

　A. 清洗人员必须采取标准防护

　B. 去除干涸的污渍可用钢丝球、去污粉

　C. 必须在水面下刷洗器械,防止产生气溶胶

　D. 精密复杂器械应采用手工清洗

3. 等离子灭菌可用的包装材料为
   A. 棉质包布　　　　　　　　　B. 一次性皱纹纸
   C. 等离子专用包装材料　　　　D. 纸塑包装

4. B-D试验的目的是
   A. 检测灭菌锅内冷空气排出水平是否达到理想范围
   B. 检测灭菌锅的灭菌保障水平是否达到理想范围
   C. 不同的B-D测试,可以分别达到这两种目的
   D. 所有的B-D测试同时具有以上两种目的

5. 对于纸塑包装袋来说,推荐的放置方法是
   A. 垂直放置,这样有利于灭菌剂的穿透或冷凝水的排出
   B. 水平放置,这样有利于灭菌剂的穿透或冷凝水的排出
   C. 在灭菌柜的上层应该水平放置以减少冷凝水的滴落,下层应垂直放置以
     帮助蒸汽的穿透和冷空气的排出
   D. 水平垂直均可,怎样放置对灭菌剂的穿透和冷凝水的排出没有影响

6. 下列哪个描述是错误的
   A. 强调专业清洗润滑但无须每次除锈
   B. 器械需要时进行除锈
   C. 反复除锈会减少器械再生锈的概率
   D. 润滑防锈剂建议使用前需要进行有效的清洗

7. 对污染的诊疗器械、器具和物品进行清点的场所是
   A. 诊疗场所　　B. 去污区　　　C. 换药室　　　D. 治疗室

8. 干燥处理不耐热器械、器具和物品应使用消毒的
   A. 棉布　　　　B. 无纺纱布　　C. 低纤维絮擦布　D. 一次性纸

9. 不适用干热灭菌的是
   A. 塑料制品　　　　　　　　　B. 粉剂
   C. 玻璃制品　　　　　　　　　D. 凡士林纱布条

10. 以下哪种病原体污染的器械不属于特殊感染的器械
   A. 朊毒体　　　　　　　　　　B. 军团菌
   C. 气性坏疽　　　　　　　　　D. 突发原因不明的传染病病原体

11. 过氧化氢等离子体低温灭菌腔壁温度是
   A. 35～55 ℃　　B. 40～60 ℃　　C. 45～65 ℃　　D. 50～65 ℃

12. 在医用干热灭菌箱内进行灭菌,下列哪项不符合灭菌条件
   A. 150 ℃,2 小时　　　　　　　B. 160 ℃,2 小时

　　C. 170 ℃,1 小时　　　　　　　　　D. 180 ℃,30 分钟

13. 从灭菌器卸载取出的物品冷却时间应超过

　　A. 15 分钟　　　　　　　　　　　B. 20 分钟

　　C. 25 分钟　　　　　　　　　　　D. 30 分钟

14. 医院应采取(　　)的方式,对所有需要消毒或灭菌后重复使用的诊疗器械,器具和物品由消毒供应中心回收,集中清洗、消毒、灭菌和供应

　　A. 集中管理　　　　　　　　　　B. 分散管理

　　C. 集中与分散相结合　　　　　　D. 专人管理

15. 消毒供应中心对光的要求,下列哪项错误

　　A. 普通检查 500～1 000　　平均 750 照度单位

　　B. 精细检查 1 000～2 000　平均 1 500 照度单位

　　C. 清洗池 500～1 500　　　平均 750 照度单位

　　D. 无菌物品存放区域 200～500　平均 300 照度单位

二、多选题

16. 2016 年 4 月 1 日卫生部卫通[2016]10 号发布的强制性卫生行业标准有

　　A. WS310.3 - 2016 医院消毒供应中心第 3 部分：清洗消毒及灭菌效果监测标准

　　B. WS/T312 - 2016 医院感染监测规范

　　C. WS310.1 - 2016 医院消毒供应中心第 1 部分：管理规范

　　D. WS310.2 - 2016 医院消毒供应中心第 2 部分：清洗消毒及灭菌技术操作规范

17. 关于消毒供应中心工作区域划分应遵循的基本原则正确的是

　　A. 物品由污到洁,不交叉,不逆流

　　B. 空气流向由洁到污

　　C. 去污区保持相对正压

　　D. 检查、包装及灭菌区保持相对正压

18. 消毒供应中心对各区域机械通风换气次数的要求正确的是

　　A. 去污区 10 次/小时

　　B. 检查、包装和灭菌区 10 次/小时

　　C. 无菌物品存放区 4～10 次/小时

　　D. 无菌物品存放区 10 次/小时

19. 消毒供应中心工作区域设计与材料要求符合要求的是

　　A. 各区域间应设实际屏障

B. 工作区域的天花板、墙壁应无裂隙,不落尘,便于清洗和消毒

C. 地面与墙面踢脚及所有阴角均应为弧形设计

D. 检查、包装及灭菌区的专用洁具间应采用封闭式设计

20. 生物监测不合格时,应采取以下哪些措施

A. 立即通知使用部门停止使用

B. 尽快召回上次生物监测合格以来所有尚未使用的灭菌物品,重新处理,同时分析不合格的原因

C. 通知使用部门对已使用该期间无菌物品的患者进行密切观察

D. 检查灭菌过程的各个环节查找灭菌失败的可能原因

[答案]

1. A	2. B	3. C	4. A	5. A
6. C	7. B	8. C	9. A	10. B
11. C	12. A	13. D	14. A	15. C
16. ACD	17. ABD	18. ABC	19. ABCD	20. ABCD

第二章

消毒供应中心第二部分：清洗消毒及灭菌技术操作规范和效果监测标准

❶ 什么是清洗？清洗的流程有哪些步骤？

答案：清洗是指去除医疗器械、器具和物品上污物的全过程，流程包括冲洗、洗涤、漂洗、终末漂洗。

解析

　　清洗各步骤的用水要求不同。冲洗是指使用流动水去除器械、器具和物品表面污物的过程；洗涤是指使用含化学清洗剂的清洗用水，去除器械、器具和物品污物的过程；漂洗是指用流动水冲洗洗涤后器械、器具和物品上残留物的过程；终末漂洗是指用经纯化过的水对漂洗后的器械、器具和物品进行最终处理的过程。洗涤用水应有冷热自来水、软水、纯化水或蒸馏水供应。自来水水质应符合GB5749(生活饮用水标准)的规定；纯化水应符合电导率≤15 μS/cm(25 ℃)的规定。

　　清洗彻底是保证消毒或灭菌成功的关键。清洗方法包括机械清洗、手工清洗。机械清洗适用于大部分常规器械的清洗。手工清洗适用于精密、复杂器械的清洗和有机物污染较重器械的初步处理。精密器械的清洗应遵循生产厂家提供的使用说明或指导手册。

❷ 被朊毒体污染的器械、器具和物品该如何处理?

答案: WS310 将朊毒体、气性坏疽和突发不明原因传染病的病原体称为"特殊感染"。通常情况下,使用后的可复用诊疗器械、器具和物品是先清洗后消毒,而被朊毒体污染的器械、器具和物品则应先消毒,再进入清洗、消毒、灭菌的正常程序,即所谓"双消法"。

解析

朊毒体是一类能侵染人类和动物并在宿主细胞内复制的无免疫性疏水蛋白质,是可导致人类和动物多种神经退行性疾病、牛海绵状脑病和人类克雅病的传染性病原体,对消毒因子具有高度耐受性,能使核酸失活的物理方法(如煮沸、紫外线照射、电离辐射等)和化学方法[如核酸酶、羟胺(核酸修饰剂)、锌离子作用]均对其无影响,只有采用特殊灭菌方法才可将其灭活。

依照 WST367 - 2012《医疗机构消毒技术规范》规定:感染朊毒体患者或疑似感染朊毒体患者宜选用一次性使用诊疗器械、器具和物品,使用后应进行双层密闭封装焚烧处理。可重复使用的被感染朊毒体患者或疑似感染朊毒体患者的高度危险组织(大脑、硬脑膜、垂体、眼、脊髓等组织)污染的中度和高度危险性物品,可选以下方法之一进行消毒灭菌,且灭菌的严格程度逐步递增。

(1) 将使用后的物品浸泡于 1 mol/L 的氢氧化钠溶液内作用 60 分钟,然后按 WS310.2 中的方法进行清洗、消毒与灭菌,压力蒸汽灭菌应采用 134～138 ℃,18 分钟,或 132 ℃,30 分钟,或 121 ℃,60 分钟。

(2) 将使用后的物品采用清洗消毒剂(宜选用具有杀朊毒体活性的清洗剂)或其他安全的方法去除可见污染物,然后浸泡于 1 mol/L 的氢氧化钠溶液内作用 60 分钟,并置于压力蒸汽灭菌 121 ℃,30 分钟;然后清洗,并按照一般程序灭菌。

(3) 将使用后的物品浸泡于 1 mol/L 的氢氧化钠溶液内作用 60 分钟,去除可见污染物,清水漂洗,置于开口盘内,下排气压力蒸汽灭菌器内 121 ℃灭菌 60 分钟，或预排气压力蒸汽灭菌器 134 ℃灭菌 60 分钟，然后清洗，并按照一般程序灭菌。

处理被朊毒体污染的器械、器具和物品时，应注意以下几点。

(1) 当确认患者感染朊毒体时，应告知医院感染管理及诊疗涉及的相应临床科室。

(2) 可复用诊疗器械、器具和物品使用后应立即处理，防止污染物干涸。

(3) 配制消毒液时，应先放氢氧化钠，然后再缓慢倒入清水；禁止将氢氧化钠直接投入水中，防止溅出及烧伤。

(4) 使用的消毒液和清洗剂应每次更换。

(5) 不应使用快速灭菌程序；没有按正确方法消毒、灭菌处理的物品，应召回按规范要求重新处理。

(6) 操作人员应做好个人职业防护，佩戴一次性外科口罩、防护镜，穿防护服，戴双层橡胶手套等，防止自身暴露。在清洗的过程中，应避免气溶胶的产生造成周围环境的污染。

(7) 每次处理工作结束后，应立即清洗消毒器具，更换个人防护用品，进行手清洗与消毒。

❸ 清洗后的器械是否可以自然干燥?

答案： 器械清洗后不能使用自然干燥方式进行干燥，容易滋生细菌造成二次污染。

解析

WS310.2-2016《医院消毒供应中心第二部分：清洗消毒及灭菌操作技术规范》中要求干燥宜首选干燥设备进行干燥处理。根据器械的材质选择适宜的干燥温度，金属类干燥温度 70～90 ℃，塑胶类干燥温度 65～75 ℃。无干燥设备的及不耐热器械、器具和物品可使用消毒的低纤维絮擦布、压力气枪或 95% 乙醇进行干燥处理。管腔类器械管腔内残留水迹,可使用压力气枪进行干燥处理。

④ 如何定义湿包? 为什么会产生湿包?

答案: 湿包是指经高温高压灭菌和冷却后,肉眼可见包内或包外存在潮湿、水珠等现象的灭菌包。依照卫生部医院管理研究所、卫生部医院感染控制标准专业委员会编写的《医院消毒供应中心岗位培训教程》要求: 对符合灭菌设备最大装载要求的敷料负载(7.5 ± 0.5)kg,灭菌前后重量增加不超过 1%,同时没有可见潮湿。对符合灭菌设备最大装载要求的金属负载(10 ± 0.1)kg,灭菌前后的重量增加不超过 0.2%,同时没有可见潮湿。不符合以上要求的灭菌包定义为"湿包"。

湿包产生的主要原因是当蒸汽与冷的灭菌物品相遇或热的灭菌物品与冷空气相遇时,即形成水滴,当水分不能被排出或重新蒸发时,就形成了湿包。由于虹吸原理,灭菌包包内或包外水分可形成一条通道,为外界微生物进入提供条件,可能导致灭菌物品被污染。

解析

《消毒供应中心灭菌实用手册》将湿包产生的原因总结归纳为以下几方面。

(1) 装载因素

1) 灭菌物品装载位置错误,将金属物品放于灭菌层架的上层,敷料或布类及纸类包装的物品放于下层。金属在灭菌的过程中会产生大量的冷凝水,致使下层的敷料包易产生湿包。

2) 灭菌物品紧贴灭菌器内壁或炉门,灭菌物品吸收了过多的冷凝水,在干燥阶段不能完全汽化而导致湿包。

3) 灭菌包装载容量过紧、过密,影响湿蒸气的排出。

4) 盆、碗类物品没有斜放且开口没有朝向一侧;底部无孔的器皿类物品没有倒放或侧放,导致冷凝水无法排出。

5) 纸袋或纸塑袋包装的物品没有侧放，并留有空隙，影响湿蒸气的抽出，容易形成湿包。

（2）卸载因素：卸载物品放置于冷风出口、冷却时间与方法不正确，也会导致湿包的产生。

（3）设备因素

1) 真空泵的性能：真空泵效力降低，影响蒸汽抽出。

2) 灭菌器蒸汽疏水阀故障：如内室疏水管路单向阀损坏，在干燥过程中排水管路中的水回流至内室，导致灭菌包被打湿，该原因引起的湿包多集中在排气口位置。

3) 内室挡板变形：进蒸汽口的挡板变形，导致蒸汽进入舱体时将包裹打湿，该原因引起的湿包集中在舱体进汽口处。

4) 干燥系统出现故障，干燥时间太短：如超大超重的器械包应选择干燥时间长的灭菌周期，而不是选择常规的器械灭菌周期。

5) 水汽分离器故障：蒸汽中的水分不能被分离排出，蒸汽过湿而导致湿包。

6) 不规范操作：如灭菌前压力蒸汽灭菌器没有预热，冷凝水集中在进气孔部位或炉底部及管道内，排气管内原有的冷凝水倒流至炉内包上而导致湿包。

（4）蒸汽因素

1) 蒸汽含水量高：灭菌器需要提供干燥的饱和蒸汽，蒸汽干燥度应90%以上，如果蒸汽含水量过高，饱和度低，当进入炉内时便会打湿灭菌包，该原因引起的湿包可出现在灭菌器的各个部位。

2) 灭菌器蒸汽管线保温性不好：由于蒸汽管道的保温性不好，蒸汽输送过程中产生过多的冷凝水，导致蒸汽过湿。

3) 蒸汽管线的设计问题：排水管路拐角太多，由低往高排放、管道内有杂质堵塞等，均可引起湿包，该原因引起的湿包集中在排气口位置。

5 **消毒和灭菌有什么区别？**

答案：消毒是指杀灭或清除传播媒介上病原微生物，使其达到无害化的处理。灭菌是指杀灭或清除传播媒介上一切微生物的处理。清洗后的器械、器具和物品应进行消毒处理。方法首选机械热力消毒，也可采用75％乙醇、酸性氧化电位水或取得国务院卫生行政部门卫生许可批件的消毒药械进行消毒。湿热消毒方法的温度、时间应参照表2-1的要求。

表2-1　湿热消毒的温度与时间

湿热消毒方法	温度（℃）	最短消毒时间（min）
消毒后直接使用	93	2.5
	90	5
	90	1
消毒后继续灭菌处理	80	10
	75	30
	70	100

解析

依照斯伯尔丁分类法，根据医疗器械污染后使用所致感染的危险性大小及在患者使用之间的消毒或灭菌要求，可将医疗器械分为三类，即低度危险性物品、中度危险性物品和高度危险性物品。

低度危险性物品是指接触患者完整皮肤的诊疗器械、器具和物品，如患者使用过的毛巾、面盆、痰盂、便器、餐具、茶具、被褥、墙面、地面属于低危险性物品，宜采用低水平消毒的方法，或做清洁处理，遇有病原微生物污染时，应针对所污染的病原微生物种类选择有效的消毒方法。

中度危险性物品是指接触患者完整黏膜的诊疗器械、器具和物品，如呼吸机管路器、肠道内窥镜、麻醉机管道、压舌板、喉镜等，宜采用高水平消毒。

高度危险性物品是指进入人体无菌组织、器官、腔隙，或者接触人体破损皮肤、破损黏膜、组织的诊疗器械、器具和物品，如各类穿刺针(包)、膀胱镜、腹腔镜、移植物、各类活体组织检查钳等，宜采用灭菌的方法进行处理，达到灭菌保证水平(SAL＝10^{-6})。

⑥ 外来医疗器械首次灭菌应进行什么监测？

答案： 外来医疗器械是指由医疗器械生产厂家、公司租借或免费提供给医院可重复使用的医疗器械。灭菌外来医疗器械时，应遵循厂家提供的灭菌参数，首次接收时应根据器械配置清单清点核查器械、植入物及动力工具的名称、数量和规格。检查器械及盛装容器的清洁度，有污渍的应及时与器械厂商沟通。检查器械完整性和功能性，若有损坏，应及时与器械厂商沟通并更换。根据器械说明书对外来医疗器械清洗消毒并确认效果，对外来医疗器械的灭菌参数有效性测试及湿包检查，测试合格后，记录测试合格的实际参数，制定执行规程并将资料备案存档。

解析

外来医疗器械首次灭菌及监测应遵循 WS310.3－2016 的要求执行物理监测、化学监测和生物监测，并进行湿包检查。可使用温度压力监测仪监测温度、压力和时间参数等。

(1) 物理监测：采用灭菌设备自带的物理参数监测系统，监测关键物理参数。灭菌过程中和灭菌结束后分别观察灭菌设备的物理参数是否达到灭菌程序设定的要求。

(2) 化学监测：将化学指示物放置在器械包最难灭菌的部位，如器械盛装容器的对角线顶点处，分层托盘应每层放置，且每层对角线位置互为交叉。可按照灭菌物品的种类选择具有代表性的化学 PCD 进行灭菌效果的监测。灭菌结束后，观察包外和包内化学指示物变色是否合格,观察化学 PCD 变色是否合格。

(3)生物监测:生物指示物应在灭菌包最难灭菌的位置,分层托盘至少每层放置一个生物指示物。灭菌结束后从包内取出生物指示物,培养后确认监测结果是否合格。

(4)湿包检查:灭菌后冷却时间不少于 30 分钟,肉眼观察包外是否存在潮湿、水珠等现象;打开灭菌包,观察包内是否存在潮湿、水珠等现象。也可使用称重法对比灭菌包灭菌前后的重量变化,判断有无湿包,灭菌后金属器械包重量负载不应超过灭菌前的 0.2%,敷料包不应超过灭菌前的 1%。

❼ 如何判断 B‑D 测试的结果?

答案:B‑D 测试包通过时,其变色应均匀一致呈黑色或棕黑色,说明冷空气排除效果良好,灭菌器可以使用;反之,B‑D 测试包测试失败,其变色结果呈色不均匀,中央呈光亮浅色而周围较深,说明灭菌器有冷空气残留,需检查 B‑D 测试失败原因,直至 B‑D 测试合格后该锅方能使用。

解析

B‑D 测试包是半个多世纪前由苏格兰两位科学家 J. H. Bowie 和 J. Dick 所设计,故命名为 Bowie-Dick 测试包,后简称 B‑D 测试包,用于评价预真空(脉动真空)压力蒸汽灭菌器的冷空气排出、饱和蒸汽穿透效果,以及是否存在漏气和不可压缩性气体等方面的性能。每日灭菌操作开始前,都必须对预真空灭菌器进行 B‑D 测试。因此,B‑D 测试包的使用直接关系到灭菌器的状态评价和灭菌效果。传统 B‑D 测试包由人工将 100% 脱脂纯棉布折叠并叠放成 30 cm×25 cm×25 cm 的包裹,同时将 B‑D 测试纸放入布测试包中间,这种测试包被重复使用以降低成本。工业化标准 B‑D 测试包按照使用次数,可以分为一次性 B‑D 测试包和多次使用 B‑D 测试包;按照设计特点，可以分为敷料型 B-D 测试包、管腔型 B-D 测试包和电子 B-D 测试包等类型。

预真空（包括脉动真空）压力蒸汽灭菌器应每日开始灭菌前空载进行 B-D 测试，将 B-D 测试包水平放于灭菌舱最难灭菌的位置，通常称为"冷点"，一般为灭菌车的底层靠近柜门与排气口前方。需要注意的是，测试时 B-D 测试包不能接触灭菌器舱体内壁，这样会造成超热现象，测试结果可能有偏差。灭菌程序运行 134 ℃，3.5～4 分钟，随后取出灭菌后观察测试纸颜色变化。

❽ 怎样做好管腔类器械的去污？

答案：应依照管腔类器械生产厂商的说明书选择合适的清洗、消毒及灭菌方法。管腔类器械清洗效果的监测可借助微生物、放射性同位素、细胞毒性、X 射线光电子能谱技术（XPS）检测器械表面和管腔内的残留污染物、清洗液或微生物。此外，可使用 pH 测量仪或内置于全自动清洗消毒器内的 pH 记录装置，检测碱性清洗剂是否得到充分的漂洗。管腔类器械的灭菌效果可依照灭菌器循环参数的要求选择具有代表性的过程挑战装置（PCD）或管腔模拟装置进行验证。

解析

管腔类器械指含有管腔，且其直径大于或等于 2 mm，且其腔体中的任何一点距其与外界相通的开口处的距离小于或等于其内直径的 1 500 倍的器械。管腔类器械的生产厂商应提供至少一种清洗、消毒及灭菌处理方法。该处理方法作为厂家产品责任声明的一部分，器械生产厂商应通过大量的实验或委托具有资质的实验室进行测试。管腔类器械的清洗方法可分为机械清洗和手工清洗。

（1）全自动清洗消毒机清洗：应依管腔类器械厂商的说明书选择合适的全自动清洗消毒器并对清洗消毒程序进行验证，验证的程序包括清洗、漂洗、消毒和干燥阶段。诸多全自动清洗消毒机厂商为管腔类器械设计了专用接口(Luer-Lock),专用接口应易于清洗并可耐受一定的水压,在清洗管腔类器械时应确保专用接口与管腔器械紧密对接。

(2)手工清洗处理:科室应建立管腔类器械清洗、消毒及灭菌的标准操作程序(SOP),并确保日常工作按照SOP执行。管腔类器械的清洗宜配备高压水枪、气枪及超声波清洗设备。高压水枪可用于冲洗管腔内壁并检查管腔内是否存在淤堵。超声波清洗器可通过超声波空化作用对管腔内壁进行有效清洗,清洗狭窄管腔时可连接专用的管腔适配器和连接管。需要注意的是,超声波清洗不适用于弹性材质器械清洗,不当使用可能会对器械造成损伤,因此,需严格遵照器械厂商的说明书选择合适的超声清洗时间。此外,在清洗管腔器械时需确保管腔浸泡并充分接触在清洗剂和消毒剂的混合溶液中,且清洗剂和消毒剂的混合溶液不可使蛋白质发生凝固,清洗剂和消毒剂应在每次使用后更换以防止生物膜、液态膜和气泡对消毒效果产生影响。

9 消毒供应中心需要建设数字化信息系统吗?

答案: 新规范提出宜将消毒供应中心纳入本机构信息化建设规划,采用数字化信息系统对消毒供应中心进行管理。

解析

消毒供应中心数字化信息系统技术要求对复用无菌用品设置唯一性编码。信息追溯记录的关键信息内容包括操作人、操作流程、操作时间、操作内容等。在各追溯流程点(工作操作岗位)设置数据采集终端,手术器械包的标识随可追溯物品回到消毒供应中心,可实现闭环记录。信息系统还可确保信息记录的客观性、真实性、及时性和准确性,所有错误录入和更正需有特定权限,且更正信息会留有痕迹。数字化信息追溯系统可辅助消毒供应中心人员进行管理和质量控制。

（1）信息追溯的管理功能包括：①消毒供应中心人员管理功能，至少包括人员权限设置、人员培训等；②消毒供应中心物资管理功能，至少包括无菌物品预订、储存、发放管理、设备管理、手术器械管理、外来医疗器械与植入物管理等；③消毒供应中心分析统计功能，至少包括成本核算、人员绩效统计等；④消毒供应中心质量控制功能，至少包括预警功能等。

（2）信息追溯的质量控制功能包括：①记录复用无菌物品处理各环节的关键参数，包括回收、清洗、消毒、检查包装、灭菌、储存发放、使用等信息，实现可追溯；②追溯功能通过记录监测过程和结果（监测内容参照 W310.3），对结果进行判断，提示预警或干预后续相关处理流程。依照规范要求，追溯信息可至少能保留 3 年。信息追溯系统还可与医院相关信息系统对接，并具有备份防灾机制。

⑩ **如何选择不同的包装材料进行包装？**

答案：包装材料的分类常用的有纺织材料、医用包装纸、无纺布、纸塑复合袋、硬质容器等。依据清洗的重量、使用频率、科室习惯进行选择。

解析

不同材料的优缺点如下。

（1）棉布/纺织布：纺织布是最传统、最简单的包装材料，目前在我国主要是棉布。医院普遍用于使用频率高、周转快的手术器械的包装。

纺织布有抗牵拉、利于穿透等优点，同时因其结构疏松，反复洗涤、使用后其阻菌能力逐步降低，又无防水性，包装时释放棉尘造成空气污染,不利于医院感染的控制。纺织品灭菌保存时间要求纺织布对保存环境较敏感,《医院消毒供应中心管理规范》中要求:环境的温度、湿度达到 WS310.1 的规定要求时,使用纺织品材料包装的无菌物品有效期为 14 天;未达到环境标准时,有效期为 7 天。器械重复灭菌,增加器械的损耗和医疗成本,因此现在纺织布正逐渐地被其他包装材料所替代。

(2)无纺布:无纺布是一种新型的包装材料,具有阻燃、无静电、无毒性、无刺激性等特点,无纺布的纤维间隙很小且随机排列,显著减少了微生物或尘粒被转移的可能性。灭菌包使用无纺布的标准应遵循 YY0698 的行业标准,无纺布的质量最关键的是微生物屏障性能是否良好。

无纺布作为包装材料有以下优点:①因由特殊结构的多孔排列形成其独特隔离细菌屏障,灭菌后有效期长,有效期为 180 天,减少反复灭菌对物品、器械的损害,其防水性强、耐磨、价格适宜,是目前较理想的包装材料之一;②包装器械时不会产生棉尘造成环境污染;③疏水性好,灭菌时不易引起湿包,适合多种灭菌如压力蒸汽灭菌、过氧化氢等离子灭菌、环氧乙烷灭菌。无纺布作为耗材是一次性使用,增加医疗垃圾,不能抗牵拉、不能承受重量大的器械,易造成破包。

(3)纸塑复合袋:纸塑复合袋由一层纸和一层 PET 与 PP 塑料复合膜组合而成。是既有通有可视功能的预成型无菌屏障系统,又有良好的阻菌性和防潮性、穿透性、排水性、灭菌彻底的特点,纸塑复合袋包装灭菌有效期为 180 天,有效地减轻护理工作量。须采用专用的封口机密封。目前是医院广泛采用但其因存在单面透气,一些金属类器械在灭菌过程易产生冷凝水,须验证效果后使其不能用于下排汽式灭菌器。

纸塑复合袋抗张力差,易被锐利器械刺破,常被用来包装重量轻的单个物品,纸塑复合袋不适用于重型或较大的物品,且容易产生湿包或破损,在包装锐利器械时套上保护套,轻拿轻放,放置时勿相互重叠受压以防包装袋刺破,破坏灭菌包的无菌屏障。

（4）硬质灭菌容器：硬质灭菌容器是最新设计的包装材料,是可反复使用的钢性无菌屏障系统。硬质灭菌容器可重复使用 15～20 年,约合 5 000 次,在国外已经使用了将近 40 年,其安全性和有效性得到广泛的验证。在使用过程中,灭菌盒的操作简便,节约了大量的人力和时间,对医院工作的效率有很大的提高。使用灭菌盒进行包装的复用器械,可以保存 180 天。每一种硬质灭菌容器都应有安全锁闭装置,可提示无菌物品是否被意外地打开而污染包内无菌器械。硬质灭菌容器的使用与操作,应遵循生产厂家的使用说明或指导手册。

灭菌盒本身作为密闭的硬质容器,它具有良好的密闭性能,且双盖能够作为保护性包装对无菌物品进行保护。硬质灭菌容器购置成本较高,国内大医院使用较多。灭菌盒盒体重量偏重,因此,在使用过程中,防止湿包的产生尤为重要,可以通过盒体底部的疏水装置将多余的冷凝水排出盒体外。

⑪ 为了节约成本,应将纸塑复合袋两端塑封距离减少到多少?

答案：纸塑袋封口处的密封宽度应大于或等于 6 mm,封口处与袋子的边缘应大于或等于 2 cm,方便使用者撕开包装。包内器械距包装袋封口处应大于或等于 2.5 cm,若包内器械与封口太近,可能造成袋子或封口在灭菌过程中破裂。袋子太大可能会使其中的物品移动,导致器械损坏纸塑复合袋的纸面,破坏包装的无菌屏障。需要注意的是：新规范还要求医用热封机每日使用前应检查参数的准确性和闭合完好性。

解析

纸塑包装袋是由医学级纸与高分子塑料膜经热合作用而制成的专用包装袋,具有密封性、阻菌性能好,有良好的穿透性、排水性、灭菌彻底的特点。

　　纸塑包装袋的检查方法：将纸塑包装袋开口端放入封口机处，打印面朝下。当纸塑包装袋放入之后，封口接缝处被加热后，通过封口滚轮压合两层密封材料。完成封口的纸塑包装袋将从另一端取出。密封完成之后应进行检查，确保其完整（无皱褶）且紧闭。整个密封条宽度大于或等于 6 mm，纸塑包装材料未受损、没有通道或者开口、没有刺破或者裂开、没有分层或材料分离。

⑫ 消毒供应中心工作人员手表面的细菌菌落总数卫生标准是多少？

　　答案：无菌区环境工作人员手表面细菌菌落总数卫生标准是小于或等于 5 CFU/cm^2；清洁区环境中工作人员手表面细菌菌落总数卫生标准是小于或等于 10 CFU/cm^2；污染区环境中工作人员手表面细菌菌落总数卫生标准是小于或等于 15 CFU/cm^2。此外，操作人员脱掉手套后应洗手，离开污染区应洗手。

解析

　　手卫生相关定义和要求如下。

　　WHO 关于手卫生的六个指征包括：①接触患者前后；②摘除手套后；③进行侵入性操作前；④接触患者体液、排泄物、黏膜、破损的皮肤或者伤口敷料后；⑤从患者脏的身体部位到干净的身体部位；⑥直接接触接近患者的无生物物体（包括医疗器械）后。

　　手卫生：为医务人员洗手、卫生手消毒和外科手消毒的总称。

　　洗手：医务人员用肥皂（皂液）和流动水洗手，去除手部皮肤污垢、碎屑和部分致病菌的过程。

　　卫生手消毒：医务人员用速干手消毒剂揉搓双手，以减少手部暂居菌的过程。

　　外科手消毒：外科手术前，医务人员用肥皂（皂液）和流动水洗手,再用手消毒剂清除或者杀灭手部暂居菌和减少常居菌的过程。使用的手消毒剂可具有持续抗菌活性。

手卫生设施：用于洗手与手消毒的设施,包括洗手池、水龙头、流动水、干手用品、垃圾桶、洗手图、洗手液、手消毒剂等。

洗手方法：采用流动水使双手充分浸湿,取适量肥皂或者皂液,均匀涂抹至整个手,认真揉搓双手至少 15 秒,具体揉搓步骤为以下七步。

1）掌心相对,手指并拢,相互揉搓。

2）手心对手背沿指缝相互揉搓,交换进行。

3）掌心相对,双手交叉指缝相互揉搓。

4）右手握住左手拇指旋转揉搓,交换进行。

5）弯曲手指使关节在另一手掌心旋转揉搓,交换进行。

6）将五个手指尖并拢放在另一手掌心旋转揉搓,交换进行。

7）必要时增加对手腕的清洗。

---

⑬　为什么要检查器械的清洗质量?

答案：器械的清洗质量是保障有效灭菌的基础,若器械清洗不彻底,器械上残留的有机物可能会影响灭菌效果。新规范也明确要求包装前应对器械的清洗质量和功能完好性进行检查。我国《医疗器械使用质量监督管理办法》第十五条："医疗器械使用单位应该建立医疗器械维护维修管理制度。对需要定期检查、检验、校准、保养、维护的医疗器械,应当按照产品说明书的要求进行检查、检验、校准、保养、维护并记录,及时进行分析、评估确保证医疗器械处于良好状态。"说明器械功能检查的必要性。

解析

新规范要求对器械的清洗质量进行日常监测和定期抽查。

（1）日常监测应在检查包装时进行,应使用目测和（或）借助带光源的放大镜进行检查。清洗后的器械表面及其关节、齿牙应光洁，无血渍、污渍、水垢等残留物质和锈斑。

（2）定期抽查要求每月应至少随机抽查3～5个待灭菌包内全部物品的清洗质量，检查的内容同日常监测，并记录抽查监测结果。

器械的清洗质量检查方法包括以下几种。

1）目测法在正常光线下，肉眼直接观察，根据检查的原则检查器械。对干燥后的每件器械、器具和物品进行检查。器械表面及其关节、齿牙处应光洁，无血渍、污渍、水垢等残留物质和锈斑；功能完好，无损毁。清洗质量不合格的，有污迹、血迹应重新清洗；有锈迹，应除锈；器械功能损毁或锈蚀严重，应及时维修或报废。

2）放大镜检查法是借助手持式放大镜或带光源放大镜进行质量检查，适用于精密、复杂器械。

3）残留血试验法是使用隐血测试纸，使用纯净水滴在器械表面，通过流经器械表面的水落在测试纸上，通过试纸上的过氧化物和显色剂与血污中的血红蛋白发生的作用使显色剂发生色泽变化，可判定微量血污是否存在。

4）蛋白质残留测试法可检测残留蛋白质，该测试方法特异性强、敏感、使用方便；不受器械处理方法干扰，如消毒剂、高温等的作用；但价格昂贵，不适合于常规检测。

5）生物膜测试法模拟的人体体液、血液组成的生物膜测试片（块）与器械同时清洗，观察清洗后的生物膜残留以判断清洗效果。测试卡清洗前对照区为空白无污物，测试区为模拟污物，经过清洗后测试区模拟污物全部清洁干净表示合格，若未清洁干净有残留则表示清洗不合格，应及时查找原因。

6）微生物学检测法对清洗后的器械，将浸有无菌盐水采样液的棉拭子在被检器材各层、轴节处反复涂抹，剪去手接触部位，将棉拭子放入装有10 mL采样液的试管内送细菌室检测。经微生物培养后，细菌菌落在正常范围内，表示清洗合格，清洗后的器械质量符合要求。

7）ATP生物荧光检测法利用ATP生物荧光法测定原理，是利用荧光素酶在镁离子、ATP参与下，催化荧光素氧化脱羧，产生激活态的氧化荧光素，放出光子，产生560 nm的荧光，细菌裂解后释放的ATP参与上述酶促反应，用荧光检测仪可定量测定，从而获知ATP的含量，进而得知细菌含量。

（3）带电源器械应进行绝缘性能等安全性检查。根据WS310.1-2016《医院消毒供应中心管理规范》第8.2条："检查、包装设备：应配有器械检查台、包装台、器械柜、敷料柜包装材料切割机、医用热封机、清洁物品装载设备及带光源放大镜、压力气枪、绝缘检测仪等。"WS310.1-2016《清洗消毒剂灭菌技术操作规范》第5.6.3条："（带电源器械）在清洗消毒后，应采用技术设备进行电流泄漏检测。"绝缘检测仪，用于分离器类、电凝器类、电刀类、电源线类、双极类等腔镜器械的检测。

⑭ 采用高温高压灭菌后，该如何监测灭菌质量？

　　答案：灭菌质量监测包括物理监测法、化学监测法和生物监测法三种。此外，使用预真空（包括脉动真空）的压力蒸汽灭菌器每日开始灭菌运行前应空载进行B-D测试，B-D测试合格后，灭菌器方可使用。

解析

　　物理监测法应连续监测并记录灭菌器每锅的关键物理参数，包括灭菌温度、压力和时间等灭菌参数。温度波动范围在±3℃内，时间满足最低灭菌时间的要求，同时应记录所有临界点的时间、温度与压力值，结果应符合灭菌的要求。物理监测不合格的灭菌物品不得发放，并应分析原因进行改进，直至监测结果符合要求。

　　化学监测法要求每个灭菌包都应进行包外、包内化学指示物监测。具体要求为灭菌包包外应有化学指示物，高度危险性物品包内应放置包内化学指示物,置于最难灭菌的部位。如果透过包装材料可直接观察包内化学指示物的颜色变化,则不必放置包外化学指示物。通过观察化学指示物颜色的变化,判定是否达到灭菌合格要求。包外化学监测不合格的灭菌物品不得发放,包内化学监测不合格的灭菌物品不得使用。并应分析原因进行改进,直至监测结果符合要求。

高温高压生物监测法应每周监测1次,将嗜热脂肪杆菌芽孢菌片制成标准生物测试包或生物PCD,或使用一次性标准生物测试包,对灭菌器的灭菌质量进行生物监测。标准生物监测包置于灭菌器排气口的上方或生产厂家建议的灭菌器内最难灭菌的部位,并设阳性对照和阴性对照。如果一天内进行多次生物监测,且生物指示剂为同一批号,则只设一次阳性对照即可。生物监测不合格时,应尽快召回上次生物监测合格以来所有尚未使用的灭菌物品,重新处理;并应分析不合格的原因,改进后,生物监测连续3次合格后方可使用。灭菌植入型器械应每批次进行生物监测。生物监测合格后,方可发放。紧急情况灭菌植入型器械时,可在生物PCD中加入5类化学指示物。5类化学指示物合格可作为提前放行的标志,生物监测的结果应及时通报使用部门。

采用新的包装材料和方法进行灭菌时应进行生物监测。小型压力蒸汽灭菌器因一般无标准生物监测包,应选择灭菌器常用的、有代表性的灭菌制作生物测试包或生物PCD,置于灭菌器最难灭菌的部位,且灭菌器应处于满载状态。生物测试包或生物PCD应侧放,体积大时可平放。

灭菌器新安装、移位和大修后应进行物理监测、化学监测和生物监测。物理监测、化学监测通过后,生物监测应空载连续监测3次,合格后灭菌器方可使用,监测方法应符合GB18278的有关要求。

对于小型压力蒸汽灭菌器,生物监测应满足连续监测3次,合格后灭菌器方可使用。预真空(包括脉动真空)压力蒸汽灭菌器应进行

B-D测试并重复3次，连续监测合格后，灭菌器方可使用。采用快速压力蒸汽灭菌程序灭菌时，应直接将一片包内化学指示物置于待灭菌物品旁边进行化学监测。

（王世英　张宝胜）

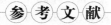

［1］国家卫生和计划生育委员会.WS310-2016 医院消毒供应中心［S］. 2016.

［2］钱云娟,沈碧玉,朱玉华.消毒供应中心对临床污染器械预处理实施干预的效果评价［J］.中国医疗器械信息,2018,24(5)：156-157.

［3］周静平,崔志丹.三种器械预处理方法的清洗质量与效率比较［J］.中国消毒学杂志,2016,33(8)：798-799.

［4］韦凌娅,顾菁华,陆烨,等.不同检测方法对手术器械清洗质量监测的比较研究［J］.中华医院感染学杂志,2014,24(10)：2586-2588.

［5］梁瑜萍.手术器械清洗质量监测与控制措施探究［J］.中国实用医药,2013, 35：269-270.

［6］徐虹,倪晓平,顾水林,等.医疗器械清洗质量监测方法与影响因素研究［J］. 中华医院感染学杂志,2010,15：2248-2250.

［7］曹登秀.手术器械清洗质量监测与控制措施［J］.中国消毒学杂志,2012, 29(2)：156-157.

［8］杨苏华,杨翠兰.不同清洗剂对器械清洗效果的影响［J］.中国消毒学杂志, 2014,6：634-635.

［9］何伟芳.外来手术器械纳入消毒供应室的管理流程［J］.护理实践与研究, 2013,10(11)：90-91.

［10］王竹华,周祝霞,朱志明.外来手术器械压力蒸汽灭菌湿包的原因及改进措施［J］.中国消毒学杂志,2011,28(4)：519-520.

［11］赵洪峰,任淑华,吕巧红,等.外来手术器械消毒供应中心统一清洗效果评价［J］.中国消毒学杂志,2010,27(3)：358-359.

［12］刘启华,王玉玲,韩玉芳,等.外来器械纳入消毒供应中心集中处置规范化管理初探［J］.中华医院感染学杂志,2011,21(14)：2997-2998.

[13] 朱庆芳. 消毒供应中心实行信息化追溯管理的实践探索[J]. 护理实践与研究,2017,14(5):102-103.

[14] 王振虹. 采用消毒供应质量追溯管理对外来医疗器械全流程监控的效果[J]. 中国医药科学,2018,8(19):173-175.

[15] 张会宁,张华. 消毒供应中心信息追溯系统的应用[J]. 西北国防医学杂志,2019,40(4):246-250.

[16] 周浩然,张越. 信息化引领下医院消毒灭菌质量管理追溯的实践研究[J]. 内蒙古医科大学学报,2018(A01):431-434.

[17] 张玉梅,吕金香,龚丽华,等. 消毒供应室压力蒸汽灭菌器灭菌质量检测的分析[J]. 中国医药指南,2018,16(11):297-298.

[18] 吴文雪,周慧芬,詹秋波,等. 医院CSSD消毒及其灭菌质量管理的分析[J]. 中医药管理杂志,2018,26(15):53-54.

练 习 题

一、单选题

1. 清洗消毒器的清洗效果可每( )检测一次

    A. 6个月   B. 12个月

    C. 18个月   D. 24个月

2. 消毒后直接使用的物品应( )监测一次

    A. 每月   B. 每季度

    C. 每半年   D. 每年

3. 灭菌质量监测资料和记录保留的期限应为下列哪项

    A. ≥6个月   B. ≥12个月

    C. ≥18个月   D. ≥36个月

4. 预真空压力蒸汽灭菌器灭菌参数(温度、所需最短时间、压力)要求达到

    A. 121 ℃;30分钟;102.9 kPa

    B. 121 ℃;20分钟;102.9 kPa

    C. 132~134 ℃;4分钟;205.8 kPa

    D. 132~134 ℃;6分钟;205.8 kPa

5. 紧急情况灭菌植入型器械时,可在生物PCD中加入化学指示物

    A. 2类   B. 3类   C. 4类   D. 5类

6. 下列微生物的种类和应选用的消毒灭菌方法对应正确的是

    A. 乙型肝炎病毒——中水平以上消毒法（含中水平）

    B. 真菌孢子——高水平消毒法

    C. 亲脂病毒——高水平消毒法

    D. 螺旋体——低水平消毒法

7. 高压蒸汽灭菌时，生物监测所用的生物指示剂是

    A. 嗜热脂肪杆菌芽孢菌　　　　　B. 枯草杆菌黑色变种芽孢

    C. 梭状杆菌芽孢　　　　　　　　D. 产气荚膜杆菌芽孢

8. 消毒供应中心应建立持续质量改进及措施，并建立灭菌物品

    A. 考核制度　　　B. 召回制度　　　C. 改进制度　　　D. 应急制度

9. 以下关于外来医疗器械的管理要求，说法不正确的是

    A. 外来医疗器械应按照 WS310.2 的规定由医院消毒供应中心（CSSD）统一清洗、消毒、灭菌

    B. 医院应根据国家有关医疗器械管理的规范要求，制定符合本单位实际的外来医疗器械的管理制度。由医院指定相关职能部门牵头协调相关管理部门与临床科室共同制定与执行。外来医疗器械的管理制度应包括审证、验证、采购、使用通知、器械接收、清洗消毒、包装及灭菌、确认监测合格、使用记录、质量追溯管理等相关内容与工作流程

    C. 医院应对外来医疗器械公司资质和医疗器械的合格证明文件进行认证，不用签订合同来明确双方的责任

    D. 医院明确外来医疗器械院内运送工作流程，明确相关科室记录及交接文件，并告知医疗器械公司或供应商相关信息。做到提高效率、交接准确、责任分工明确、记录具有可追溯。医院明确外来医疗器械送达时间的要求，并告知医疗器械公司或供应商，以保证 CSSD 有足够时间对外来医疗器械进行符合规范要求的处理

10. 植入物是放置于外科操作造成的或者生理存在的体腔中留存时间为（　　　）或者以上的可植入型物品

    A. 10 天　　　　B. 20 天　　　　C. 30 天　　　　D. 50 天

11. 灭菌物品包装的标识应注明的六项信息应包括

    A. 物品名称、包装者、灭菌器编号、灭菌批次、灭菌日期、失效日期

    B. 物品名称、使用科室、灭菌日期、失效日期、包装者、检查者

    C. 物品名称、物品清单、包装者、检查者、灭菌日期、失效日期

    D. 物品名称、灭菌日期、有效日期、灭菌方式、批次信息、追溯条码

12. 机械清洗效果的影响因素包括
    A. 温度、时间、机械力、化学剂、水质
    B. 温度、时间、水质、器械种类、污染程度
    C. 温度、时间、摆放方式、化学剂、A0 值
    D. 温度、时间、超声频率、除气效果

13. 以下关于清洗设备清洗质量的监测,说法不正确的是
    A. 每批次监测清洗消毒器的物理参数及运转情况,不用定期对清洗消毒器的清洗效果采用清洗效果测试卡进行监测并记录
    B. 清洗消毒器新安装、更新、大修、更换清洗剂、消毒方法、改变装载方法时,应遵循生产厂家的使用说明或指导手册进行监测,清洗消毒质量合格后,清洗消毒器方可使用
    C. 更换清洗剂、润滑剂时,检查有效期及性状
    D. 超声波清洗器的清洗效果的日常监测使用专门的指示物或模拟物进行,由第三方服务机构或生产厂家每年对设备的性能进行检测

14. 在医疗机构中,对于"根据消毒物品上性质选择消毒或灭菌方法",以下说法不正确的是
    A. 耐热、耐湿的诊疗器械、器具和物品,应首选压力蒸汽灭菌
    B. 耐热的油剂类和干粉类等应采用湿热灭菌
    C. 不耐热、不耐湿的物品,宜采用低温灭菌方法,如环氧乙烷灭菌、过氧化氢低温等离子体灭菌或低温蒸汽甲醛灭菌等
    D. 物体表面消毒,宜考虑表面性质,光滑表面宜选择合适的消毒剂擦拭或紫外线消毒器近距离照射;多孔材料表面宜采用浸泡或喷雾消毒法

15. 当压力蒸汽灭菌出现湿包情况时,以下对于灭菌程序的调整,哪些选项不可以减少湿包产生的概率
    A. 延长灭菌时间
    B. 延长干燥时间
    C. 减少预真空阶段的抽真空脉动次数
    D. 增加后真空阶段的抽真空脉动次数

二、多选题

16. 医院 CSSD 质量管理组织由其主管部门及医院感染委员会组成,主要职责是建立健全 CSSD 的质量组织管理建设,明确 CSSD 管理人员的职责,建立和完善操作技术的质量标准,定期进行质量评价,严格控制高风险的因素,确保无菌物品质量。以下关于医院 CSSD 管理质量组织,说法正确的是

    A. 将医院 CSSD 质量管理纳入医院质量管理体系中

    B. 指导 CSSD 建立质量管理、质量标准、工作规程和质量追溯制度

    C. 对 CSSD 清洗、消毒、灭菌工作和质量监测进行指导和监督,定期进行检查与评价,发现问题及时找出原因,予以控制

    D. 对影响无菌物品质量的事件,如关键设备故障致灭菌质量不达标、可疑医疗器械所致的医源性感染、发出未达到无菌质量标准的物品,应协调 CSSD 和相关部门进行调查分析,质量追溯,提出改进措施

17. 以下关于"假阳性"和"假阴性"叙述正确的是

    A. 假阳性是指试验结果的浑浊被解释为试验样本长菌,然而长菌是由外来微生物的污染所致或浑浊是由于样本和试验用培养基相互影响的结果

    B. 假阴性是指试验结果的浑浊被解释为试验样本长菌,然而长菌是由外来微生物的污染所致或浑浊是由于样本和试验用培养基相互影响的结果

    C. 假阳性是指试验的结果解释为无菌生长,要么是有菌生长但未检查到,要么是有活微生物而未生长

    D. 假阴性是指试验的结果解释为无菌生长,要么是有菌生长但未检查到,要么是有活微生物而未生长

18. 以下属于压力蒸汽灭菌效果的监测方法的为

    A. 物理监测   B. 化学监测

    C. 生物监测   D. B-D 测试

19. 以下关于消毒供应中心发生灭菌物品质量缺陷的应急预案,说法正确的是

    A. 一旦发生灭菌质量问题,立即通知科室领导、灭菌检测人员及其他相关人员

    B. 立即停用现场灭菌物品,并妥善封存、登记;立即查找缺陷原因,如果是批量灭菌、包装或清洗问题,应立即停发已灭菌物品并全部召回自上次监测合格以来的已发放物品

    C. 及时配送相应替代物涉及的使用部门;及时进行灭菌设备的检修、监测,强化各级人员的岗位职责和操作流程

    D. 若是认为原因,追究相关人员的责任;完善事件记录

20. 以下关于对高温高压蒸汽灭菌器,每天设备运行之前进行的安全检查,说法正确的是

    A. 灭菌器压力表是否处在"零"的位置

    B. 记录打印装置处于备用状态

    C. 灭菌柜内冷凝水排出口通畅,柜内壁清洁;灭菌柜门密封圈平整无损坏,

　　柜门安全锁扣灵活、安全有效

D. 蒸汽调节阀是否灵活、准确，电源、水源、蒸汽、压缩空气等运行条件符合
设备要求

[答案]

1. B	**2.** B	**3.** D	**4.** C	**5.** D
6. B	**7.** A	**8.** B	**9.** C	**10.** C
11. A	**12.** A	**13.** A	**14.** B	**15.** C
16. ABCD	**17.** AD	**18.** ABCD	**19.** ABCD	**20.** ABCD

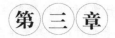

软式内镜清洗消毒规范

1 软式内镜消毒达到什么样的程度才算合格？如不合格，应如何处理？

答案： 因评价医疗器械的清洗效果缺乏统一、简单、广泛接受的标准测试物，"清洗合格"到目前为止，在国际上尚无统一的评价方法及统一的标准。但根据我国《软式内镜清洗消毒技术规范》（以下简称《规范》）WS507－2016的标准分两种情况：一是与患者的消化道或呼吸道完整黏膜直接接触的软式内镜，在采用高水平消毒后，目测内镜及其附件表面清洁、无污渍，质量监测结果：菌落总数小于或等于20 CFU/件，未检出致病性微生物，即为合格；二是检查或治疗需进入人体无菌腔室内的软式内镜，则需要进行灭菌处理，不得检出微生物方为合格。

当微生物培养为阳性的时候，建议停止使用不合格内镜，重新检视全过程，寻找问题环节，并再次进行采样或清洗消毒后采样，直至培养结果为阴性，方可再次使用。并采取相应整改措施，包括重新审视再处理的流程，必要时对员工进行适当培训。

解析

（1）致病性微生物：美国疾病预防与控制中心（Centers for Disease Control and Prevention，CDC）建议分为高风险微生物（金黄色葡萄球菌、肠球菌、草绿色链球菌、铜绿假单胞菌、沙门氏菌、志贺菌和其他肠道革兰阴性杆菌)和低风险微生物(凝固酶阴性葡萄球菌、微球菌、类白喉杆菌、芽孢杆菌和其他革兰阳性杆菌)。检出任一种高风险的病原菌都应认为培养阳性,反之,若检出含菌量很低(如小于 10 CFU/件)的低风险病原菌可视为培养阴性。

(2)软式内镜:一般为镜身柔软、可弯曲的一类内镜,包括喉镜、气管镜、支气管镜、胃镜、肠镜、小肠镜、十二指肠镜等。检查或治疗需进入人体无菌腔室内的软式内镜多为十二指肠镜、胆道镜、膀胱镜等。

❷ 不同系统(如呼吸系统、消化系统)的软式内镜诊疗、清洗消毒和储存必须要分室进行吗? 上、下消化道的诊疗、清洗消毒和储存呢?

答案:根据《软式内镜清洗消毒技术规范》WS507 - 2016 要求:不同系统内镜诊疗应分室进行;不同系统(如呼吸系统、消化系统)软式内镜的清洗槽及全自动清洗消毒机也应分开设置。2004 版《规范》指出:不同部位内镜的诊疗工作应分室进行,不能分室进行的,应分时段进行。但 2016 版《规范》虽未对此做出详细规定,但胃镜、肠镜同为消化系统使用的软式内镜,其诊疗工作可以不必分室,但建议分时段进行,胃镜、肠镜的清洗消毒设备与储镜柜应分开。

解析

不同系统内镜分室诊疗、分槽洗消的依据如下。

内镜所致医院感染的发生原因主要是清洗消毒不合格,其常见的感染途径有三个:患者-患者、患者-医护人员以及寄居于内镜及附件上的致病菌传入。在实际操作过程当中,很多患者(体检患者)一次就诊中需同一时段进行上、下消化道的诊疗工作,因此只需按照消毒技术规范,做好软式内镜的终末消毒,就不会对环境和其他患者造成威胁。之所以分室或分时段进行内镜检查,是因内镜室检查人流量大,患者情况各异,若不遵从有效的感染控制制度,不同系统软式内镜诊疗过程中携带的病原体不同,其对常用消毒剂抵抗力也不同,一旦污染便可造成交叉感染:患者与医务人员之间的病原传播。患者的体液(唾液、胆汁、呕吐物、粪便、血液),溅到医务人员身上,进行组织活检钳时,不当的操作也可致组织碎片的飞溅,以及检查过程中的针刺感染都是对医务人员的危险因素;另外,由不注意清洁操作的医务人员导致的感染,如医务人员戴着手套接打电话、直接接触被污染的周边环境等均可能引起病原体传播。

故为避免交叉感染的发生,规定不同系统(如呼吸系统、消化系统)软式内镜的清洗槽、内镜自动清洗消毒机应分开设置和使用。特别是支气管镜可能污染的结核分枝杆菌对戊二醛抵抗力较强,与消化道内镜一同清洗易发生交叉污染。

❸ 软式内镜终末漂洗为何使用纯化水？生理盐水或无菌蒸馏水可否替代呢？

答案: 清洗消毒过程中的潜在感染:消毒后软式内镜,需完全冲洗掉消毒液后方可使用,所以存在被冲洗水再次污染的可能。如非典型分枝杆菌的感染主要存在于供水系统(如自来水)中,对消毒剂耐受力比结核杆菌更强。因为生理盐水中的氯化钠会对镜子产生腐蚀作用,并且容易结晶导致对内镜的堵塞,故不能使用生理盐水代替。可使用无菌水,但因代价高昂,一般不采用。应使用小于或等于 $0.2\ \mu m$ 过滤膜过滤后的纯化水进行终末漂洗。纯化水的细菌总数小于或等于 10 CFU/100 mL。

解析

(1) 纯化水:自来水经孔径小于或等于 $0.2\ \mu m$ 的滤膜过滤后,每 100 mL 水中所含细菌总数小于或等于 10 CFU,即为纯化水。膜过滤是一种控制水中细菌和污染物的有效方法,美国 CDC 认为,经过 $0.2\ \mu m$ 除菌滤膜过滤的水,可达到要求最高的内镜终端冲洗用无菌水的标准。末端净水过滤系统有两种形式：第一种是 0.2 μm 除菌过滤器(参考国家食品药品监督管理总局无菌过滤)直接安装在水龙头出水口,减少出水管道的长度,过滤器的进水要经过一定处理。第二种是过滤器安装在橱柜或墙壁上,过滤后的水再输送至使用点。过滤器进水可以直接用自来水,要求过滤器出口管道和水龙头保持洁净,避免二次污染。但过滤系统应当定期维护,滤过膜应当定期更换方可达到有效过滤效果。

(2)蒸馏水:利用蒸馏设备使水蒸气化,然后使水蒸气凝成水,虽然除去了重金属离子,但也除去了人体所需要的微量元素,并没有除去低沸点的有机物。原因是这些低沸点有机物挥发后,随水蒸气的冷凝也同时凝结回到水里,长期饮用这种水,不仅会引起缺乏某些微量元素,而且将有些有机物也饮入体内,不利于健康,故不宜为常规饮用水。

(3)纯化水与蒸馏水的区别

1)纯化水是蒸馏法、离子交换法、反渗透法或其他适宜的方法制得供药用的水,不含任何附加剂。严格的纯化水是指医药工艺用水的一种,它与纯水不属于同一范畴。其微生物限度指标:细菌、霉菌和酵母菌总数每 1 mL 不得超过 100 个。

2)蒸馏水并非专用术语,是蒸馏法制得的水,而纯化水的制备方法中有蒸馏的方式,如果纯化水再蒸馏就是注射水了。注射用水微生物限度指标:细菌、霉菌和酵母菌总数每 100 mL 不得超过 10 个。

---

④ 为何内镜检查结束后,越快清洗效果越好?

答案:软式内镜使用后的污染物主要包括血液、糖类、脂肪类、蛋白质类物质,尤其是以蛋白质为主的黏多糖,极易干涸造成清洗困难,其中以内腔壁污染尤其严重,而这些残留的有机物给生物膜的形成提供了条件。近年来,新兴的鼻胃镜、软式带腔喉镜等管腔极细的内镜,此问题极其突出。若在操作结束后未快速清洗,会导致残留物凝固和结晶形成在管道里,造成内镜损伤和消毒失败。因此软式内镜检查结束,器械离开患者身体后,清洗越早、越快,效果越好。

解析

(1) 生物膜:是附着于有生命或无生命物体表面的被细菌胞外大分子包裹的有组织的细菌群体,是细菌在物体表面形成的高度组织化的多细胞结构。

(2) 越快清洗效果越好的依据:正常情况下人的胃、十二指肠及结肠均属非无菌腔道,因此内镜检查后,镜体会携带消化液及各种微生物,特别是在进行组织活检或各种治疗操作后,必定会穿破黏膜,接触血液,破坏黏膜屏障。如果不能及时进行有效的清洗,血液、消化液及各种微生物就会在内镜腔内滋生,形成生物保护膜,阻碍消毒液的穿透,进而导致后续的清洗消毒不彻底,检查内镜就可能成为艾滋病、乙型肝炎及梅毒螺旋体等病原体的传播媒介。因此,软式内镜离体后越快清洗消毒,效果越好。

(3) 内镜及其附件的清洗消毒原则:内镜及其附件进行彻底的清洗消毒或灭菌是预防感染的必要手段。认真执行内镜清洗消毒技术操作规范,对内镜及其附件的清洗消毒应遵循以下原则:①凡进入人体无菌组织、器官或者经外科切口进入人体无菌腔室的内镜及附件,如腹腔镜、关节镜、脑室镜、膀胱镜、宫腔镜等必须经过灭菌;②凡进入破损的黏膜的内镜、附件也应达到灭菌的水平,如活检钳、高频电刀等;③凡进入人体自然腔道与管腔黏膜接触的内镜及其附件,如喉镜、气管镜、胃镜、肠镜、乙状结肠镜、直肠镜等,用前应达到高水平消毒。按照以上原则内镜及附件使用后立即清洗、消毒或灭菌。使用的消毒剂、消毒器械完全符合规范要求,严格按照清洗消毒流程操作,用计时器严格控制消毒灭菌时间,从而确保与患者接触的内镜和附件都在安全范围内。

⑤ 何为预处理? 预处理时为何不使用干纱布擦拭镜体? 什么是清洗液?

　　答案: 预处理:①软式内镜从患者体内取出后,在与光源和视频处理器分离之前,立即使用含有清洗液的湿巾或湿纱布擦去外表面污物,并反复送水、送气 10 秒;②取下内镜装好防水盖,装入运送容器,送至清洗消毒室,如图 3-1~图 3-4 所示。

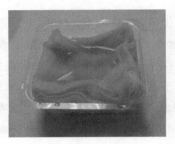

图 3-1　含酶纱布

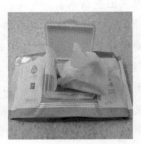

图 3-2　一次性含酶湿巾

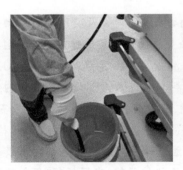

图 3-3　送水送气

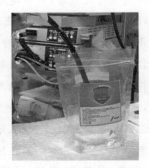

图 3-4　一次性清洗液

　　使用干纱布仅可去除肉眼可见污物,镜体附着的微生物无法去除。清洗液即是多酶清洗液。

（1）预处理的目的：在由细菌引起的人体感染中至少有80%的案例与生物膜的形成有关。因此，阻止或控制生物膜的形成对预防与控制细菌感染具有极其重要的作用。①预处理可初步去除内镜外表面及管腔内的污物，是达到理想消毒效果的基本条件，忽视这一步骤则可能导致清洗消毒过程的失败。如果器械表面不光滑（无论是否由于破坏或者制造方面的原因），生物膜将会更加紧贴器械表面。软式内镜使用后，立即对内镜进行擦拭，可去除内镜上黏附的绝大部分的黏液、组织分泌物、血液等，杜绝了生物膜形成的必要条件。②送水、送气管不能刷洗，通过清洗专用阀门进行10秒左右的多酶清洗液送水冲洗，同样能被彻底洗净，以达到清洁的目的。使多酶清洗液存留在内镜的管腔内及外表面，有足够的时间对有机分泌物进行快速分解，有效防止细菌蛋白凝固而造成内镜腔道的阻塞。

（2）多酶：酶是一种能有效分解各种蛋白质、脂肪、分泌物等，含有蛋白水解酶的大蛋白分子，分为单酶和多酶，每种酶针对一种类型的分子。多酶含5种酶，可分解人体所有的生物污染物，单酶仅能分解蛋白类污物。多酶的清洗效果优于单酶，故在选择酶洗液时应注意必须了解去污接触时间和温度，酶洗液去污所需的接触时间长度是5秒以上。了解所要购买的酶洗液对水温的要求，某些酶洗液设计只适用于冷水，当水温超过35 ℃时酶就失去效用，一般水温为30～40 ℃时，酶的活性最强，超过45 ℃活性反而下降。预处理中使用的多酶，则最多可含5种，可分解人体所有的生物污染物，保证消毒质量。

（3）多酶清洗的注意事项：①避免原液接触水：酶洗液的原液十分稳定，有效期长达2年，被水激活后，活性会在几小时内逐渐下降。②重度污染或污染物已干的软式内镜，应增加酶的浓度和延长浸泡时间，酶浸泡后的软式内镜，要将酶洗液冲洗干净。③酶洗液不能用于喷雾，喷雾后的尘粒会导致工作人员呼吸系统受损。④酶洗液从功能上可重复使用多次，但酶洗液只能清洗，而不具备消毒的能力,浸泡过内镜的酶洗液含有人体污物、血、黏液、痰及粪便和微生物,再次使用可能造成交叉污染和清洗不彻底。因此,内镜多酶清洗液应做到一用一换。故采用一用一抛弃型清洗液(图3-4)不仅能避免交叉污染,也便于配合护士预处理规范习惯的养成。

⑥ 为何即使条件不允许的情况下,也要保证软式内镜每天至少测漏1次?

答案:测漏是为了及早发现各种原因造成的内镜破损。若未及早发现内镜腔道破损,不仅会消毒无效,还会降低内镜的使用寿命。测漏时需要旋转大、小角度钮,使内镜先端向上、下、左、右各个方向弯曲,仔细观察各方向有无气泡冒出,再观察其他部分,才能及时发现管道及外皮的细小漏水情况。

 解析

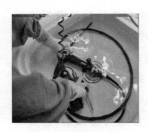

图3-5 测漏

(1)测漏(图3-5):测漏就是泄漏测试,是软式内镜有效清洗消毒的重要环节。软式内镜是一种会发生疲劳、老化及损伤的高级消耗医疗器械,测漏可以减少内镜损伤和维修的成本,同时还可以降低患者交叉感染的概率。

(2)测漏的操作方法:①按软式内镜的厂家不同准备好测漏器、冷光源、装有清水的盘;②将测漏器插头插入光源导光接口,接通电源,将气压设置高位,用手按压几下测漏阀,有气压声和气压感觉,确定气压完好;③将测漏阀接在内镜测漏口上(对准缺口处按下,旋转到位),测漏前确认软式内镜已正确装好防水帽;④确认内镜充气后弯曲橡皮是否膨胀,初步表示内镜没大的破漏;若橡皮不膨胀并有"唧唧"声,初步判断漏水；⑤将整条内镜盘圈放进水里，用针筒把水注进各管道中，排出管道内的剩余空气，不断地在水中打角度，仔细观察3分钟，观察有无连续气泡出现，若有连续气泡出现，说明内镜漏水，须马上将内镜从水中取出；⑥内镜取出后用无菌棉布擦干镜身，用高压枪吹净管道内的水分，关掉光源电源，拔开测漏器的插头，等橡皮完全恢复状态，再拧开测漏阀；⑦彻底吹干内镜。

（3）测漏的重要性：①减少内镜的损伤和维修成本。通过测漏发现内镜的损伤可以减少内镜损伤和维修的成本。如果没有测漏，内镜的损伤部位就很难发现，再次使用时，该部位的损耗就会比其他部位更快。举个例子：如果我们平时使用某个物件有了一些小裂痕，如未及时发现，经过再次或反复使用，小裂痕就很容易变成大裂痕，最后彻底被损坏。但如果通过测漏提前发现内镜上存在的小损伤，及时维修，不仅花费相对少些，而且更容易修复。有测试表明，内镜通过测漏能早期识别损坏，早期修复，防止进一步使用受损，能显著降低内镜的维护和维修成本。为了延长内镜的使用寿命和阻止不必要的维修，建议配备专门人员处理软式内镜剩余供应品和设备的单独转运，以及在每次操作后执行泄漏试验以便在出现重大问题前检测和修复小问题。②降低患者交叉感染的概率。软式内镜上的小损伤很容易藏匿病菌，若未经有效的清洗消毒，隐匿的细菌则可以通过这个小孔洞传播到其他患者体内，对其他患者的安全健康造成威胁。

❼ 使用自动洗消机时，手工清洗步骤是否可免除？

答案：不可免除。手工清洗是有效消毒的必需前提。

解析

（1）不可免除的原因：正确、彻底地清洗消毒医疗器械是预防和控制院内感染的重要措施之一，也是软式内镜消毒成功的关键和基础。污染软式内镜经有效的手工清洗步骤,其生物负荷可降低3~5个对数级。临床工作中,一条软式内镜每天要经历多次循环使用。若清洗消毒不彻底,管腔内壁上可残留血液、体液等分泌物,这些污染物不仅可能携带病原微生物,还可以为生物膜形成提供极富营养的有机物。

全自动清洗机的设计无法对进水管、空气室或去污剂储槽进行充分消毒。仅靠全自动清洗机处理后的软式内镜上仍然极易形成生物膜。生物膜是内镜相关性感染病因中至关重要的因素,生物膜的形成可阻断消毒因子。生物膜由成群的微生物形成,在周围有水的环境下,可促使这些微生物的大量繁殖。软式内镜的手工洗消,对减少生物膜的形成与存在至关重要。所以说,自动洗消机仅能替代消毒、漂洗两个流程,手工清洗和酶洗是无法替代的。尽管FDA批准过一些新型的软式内镜清洗消毒机无须预先人工清洗和刷洗通道,但就清洗消毒效果而言,仍存在一些争议。但单就我国而言,手工清洗仍是清洗消毒成功的关键和基础。

(2)刷洗规范:刷洗不彻底时,残留的有机物就会在微生物表面形成生物膜,这是造成消毒灭菌失败的主要因素。彻底清洗附着在内镜表面的血液、体液等有机物是医院感染控制的关键环节,也是决定内镜消毒灭菌质量的关键。刷洗有效三步骤:首先,确保毛刷体积一定要与内镜管道相符合;其次,活体检查孔道洗刷时应两头见刷头,并洗净刷头上的污物;最后,要高度重视毛刷反复刷洗至没有可见污染物。

(3)内镜清洗消毒机使用规范:使用时应做到:部件充分拆卸,通道接口吻合,冲洗水压控制得当,清洗液浓度适当。有效利用可减少人工数量、减少消毒剂暴露时间、实现清洗消毒过程的标准化,存在成本高、细小孔道不易于清洗消毒、清洗消毒总体所需时间长。但软式内镜全自动洗消是未来的发展趋势。内镜清洗消毒方式的比较详见表3-1。

表 3-1　内镜清洗消毒方式的比较

洗消方式	优　点	缺　点
手动洗消	（1）消毒时间短不受水压影响 （2）清洗、消毒成本低廉	（1）工作人员暴露在有害的清洗、消毒剂中 （2）清洗、消毒不充分 （3）不能进行过滤除菌 （4）不能全程测漏 （5）不能自动记录运行参数，难以质量控制 （6）受人为因素影响较多
自动洗消	（1）工作人员不会暴露在有害的清洗、消毒剂中 （2）冲洗、消毒完全 （3）能直接进行过滤除菌 （4）完善的洗消机能全程测漏 （5）能自动记录运行参数，便于质量控制 （6）不受人为因素影响	（1）消毒时间长受水压影响 （2）清洗、消毒成本价高

8 **为何在漂洗、消毒、终末漂洗及干燥时，使用动力泵或压力枪要至少 30 秒？**

答案：漂洗、消毒、终末漂洗后使用动力泵或压力枪 30 秒是去除残留液体以及终末干燥的基础。

解析

洗消过程中使用动力泵或压力枪 30 秒的原因：每次内镜再处理流程中都应进行干燥，而不仅是储存前。而使用动力泵或压力气枪至少 30 秒，方可起到干燥的作用，可将镜身残留的液体去除。否则，在漂洗、浸泡消毒的过程中会导致消毒剂被重复稀释，影响消毒的效果。终末漂洗后的干燥是内镜再处理流程中重要的环节，内镜储存前，彻底的干燥可抑制水生细菌的繁殖。临床上，软式内镜往往每日循环使用,每条内镜若未终末干燥,可能导致消毒剂进入人体腔道,也是造成院内感染的因素之一。每次终末漂洗后使用75%或95%乙醇或异丙醇灌注所有管道(乙醇可促进干燥,国外已有的规范大多也要求内镜每次终末漂洗后用乙醇灌注),然后使用压力气枪吹30秒,是最终进行有效干燥的保障。

9 消毒或灭菌后的软式内镜如何储存?

答案:消毒后的软式内镜在储存前,工作人员仍然需要检查终末干燥的质量,必要时用滤过压缩空气进行手工干燥,而后方可存储于专用的储镜柜或储镜室内,储存时应取下控制阀门、末端帽等,弯角固定钮应处于自由位,不可强硬弯曲,以免损坏镜身及光导纤维,同时应垂直悬挂以便干燥。

解析

(1)使用储镜柜的注意事项:日常应注意保持储镜柜内表面光滑、无缝隙,每周清洁消毒1次,如遇污染,应随时清洁消毒,确保储镜柜的有效使用状态。

(2)使用储镜柜的重要性:消毒后的胃肠镜储存于专用的洁净柜或有消毒设备的储镜室中,是消毒后的软式内镜保持清洁、免二次污染的有力保障。储镜柜能促进干燥,减少污染的可能性,提供最佳存储环境。储镜柜包括一个高效微粒空气过滤循环干燥系统,过滤空气,产生负压气体并通过内镜通道排出。内镜的内外表面不断变干,抑制细菌生长。储镜柜的功效研究表明,与其他存储方法相比,储镜柜在存储期间能有效限制细菌扩散。如果没有储镜柜,软式内镜可以存储在一个有高效微粒空气过滤循环系统的密闭存储柜内,能提供正压,实现软式内镜周围空气循环。通风促进内镜干燥。使用高效微粒空气过滤循环系统可有助于防止细菌在内镜中滋生。正压可有助于防止存储软式内镜污染。软式内镜不应存储在原来的装运环境下。这种情况下很难清洁,可能被污染,仅用于运输。

⑩ 软式内镜在进行再处理之前可以存放多久?

　　答案:软式内镜处理后的最长安全存放时间目前还不够明确。内镜经高水平消毒后,在 10～14 天内使用看似安全,但尚无充分数据明确软式内镜经消毒处理后可存储的最长时限。

解析

　　(1) 再处理:是指软式内镜在使用后必须进行预处理、清洗、消毒、干燥、储存等步骤,是控制感染、保障诊疗安全的重要措施。

　　(2) 关于软式内镜最长存放时间的建议:关于软式内镜的最长存放时间,一些专业组织给出的建议不尽相同。有研究显示,当软式内镜被正确处理后或可在 48 小时到 56 天之内安全使用。但安全存放时间可受到一些特定设备的相关因素影响,包括被处理和存放的内镜类型、处理效果(如残留污染水平)、存放条件(如密闭空间、干燥箱、高效微粒空气过滤的空气)、符合生产商说明书要求(即内镜、机械清洗机、存储柜)、使用频率以及患者人数。由于这些原因,多学科小组(包括感染预防人员、内镜和围手术期人员、内镜处理人员、内镜医师和其他相关人员)应建立一个方针或政策来确定处理过的软式内镜在未再处理前可安全使用的最长存放时间。

⑪ 软式内镜的质量监控包括哪几方面?

　　答案:包括内镜的清洗监控(时间作用监控、物理作用监控、化学作用监控)、消毒灭菌监控(方法监控、效果监控)。

解析

　　(1) 时间作用监控:无论物理作用还是化学作用都需要时间来

产生效应,清洗程序的每个环节都需要对时间因素进行监控,所以卫健委明确规定医院内镜室一定要配置计时器来监控每个环节的作用时间。每个操作者都应明确时间对于清洗的重要作用,应派专人负责登记监控并随时抽查。

(2)物理作用监控:物理作用监控管理包括对刷洗和喷灌的压力、角度、时间、位置等环节进行全面监控,并做出明确要求。对于使用超声波震荡仪进行清洗的单位,还要根据不同品牌内镜的特点设定超声波的频率、时间,并由专人负责进行登记监控。

(3)化学作用监控:化学作用监控包括对水质和清洗剂进行监控。清洗所使用的水不可含有导致医院感染的致病菌,如非典型结核分枝杆菌等。不恰当的水质将会导致石灰堆积、器械腐蚀、涂层去色、水污点形成、清洁效果降低。为了解决这些问题,可进行水处理,如安装软化器、安装反向渗透(RO)器、使用去离子水等。每日在清洗内镜之前,要对水质、水温进行检查,发现问题及时找专业技术人员解决。对清洗剂的监控,主要是针对内镜各个部件的自身特点,采用与之匹配的清洗剂,并在清洗之前,对于清洗剂的浓度、效期、液体量进行检查登记,由专人专项负责并随时抽查,发现不符合要求的情况,马上采取处理措施。每个清洗过程都有其理想温度,这取决于清洗剂的化学成分和污物类型。如果清洗开始就用高温会使蛋白质固定,所以清洗过程以常温开始。从测量水及清洗剂的温度开始,制定每日水温监测制度,专人负责管理并随时抽查。

(4)消毒灭菌方法监控:根据内镜在人体使用部位的不同,应分别采用不同的消毒、灭菌方法。使用过的内镜原则上应先消毒,再清洗,最后在使用前根据内镜类型的要求再进行消毒或灭菌处理,进入破损黏膜的内镜附件(如活检钳等)必须进行灭菌处理。喉镜、支气管镜、胃镜、结肠镜、小肠镜等进入人体自然通道与管腔黏膜接触必须进行消毒处理。基于目前国内外关于ERCP术后十二指肠镜相关感染文件的频发,建议十二指肠镜进行灭菌处理。鉴于内镜下治疗的相关操作技术日益发展,部分地区将所有软式内镜均纳入灭菌范畸。内镜的消毒灭菌应首选物理消毒法,对不耐湿热的内镜可选用化学消毒法。

⑫ 软式内镜洗消质量监测的方法有哪些?哪种方法最好?

答案:可采用目测法、细菌培养计数法、蛋白残留测定、隐血试验及 ATP 生物荧光测定等方法。目前临床多用细菌培养计数法,但有临床研究发现 ATP 生物荧光测定效果更优。

解析

(1)质量监测规范:首先,应在消毒后、使用前没有被再次污染的情况下即刻采样才较为客观。如果将消毒后的软式内镜搁置一段时间再监测,可能内镜已经被再次污染,这样通过监测评价消毒的效果就失去了意义。其次,应每季度进行微生物学监测。最后,采用轮换抽检的方式进行检测。每次按 25% 的比例抽检,内镜少于或等于5 条的,应每次全部检测,多于 5 条的,每次检测数量应不少于 5 条。

(2)检测方法介绍:常用清洗效果评价方法主要有以下几点。

1)目测或借助带光源放大镜下检测:此操作简单易行,能及时观察判断;缺点为差异大,目测认为合格的,潜血试验阳性率高达39.6%~57.5%。

2)细菌培养计数法:取清洗消毒后内镜,采用无菌注射器抽取50 mL 含相应中和剂的洗脱液,从活检口注入冲洗内镜管路,并全量收集(可使用蠕动泵)送检。将洗脱液充分混匀,取洗脱液 1.0 mL 接种平皿,将冷至 40~45 ℃ 的熔化营养琼脂培养基每皿倾注 15~20 mL,(36±1)℃ 恒温箱培养 48 小时,计数菌落数(CFU/件)。将剩余洗脱液在无菌条件下采用滤膜(0.45 μm)过滤浓缩,将滤膜接种于凝固的营养琼脂平板上(注意不要产生气泡),置(36±1)℃ 温箱培养48 小时,计数菌落数。当滤膜法不可计数时:菌落总数(CFU/件)=m(CFU/平板)×50。式中的 m 为两平行平板的平均菌落数。当滤膜法可计数时：菌落总数（CFU/件）＝m（CFU/平板）＋mf（CFU/滤膜）。式中的 m 为两平行平板的平均菌落数；mf 为滤膜上菌落数。对于冲洗液的培养，还应注意消毒剂的残留。特别是含醛消毒剂，更难以除去并残留在器械表面，在细菌培养时抑制了细菌的生长。

因此，需要加入中和剂（如邻苯二甲醛可以通过加入氨基乙酸来中和），如图 3-6、图 3-7 所示。

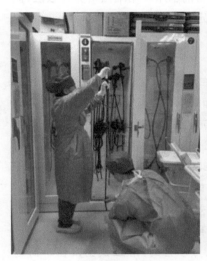
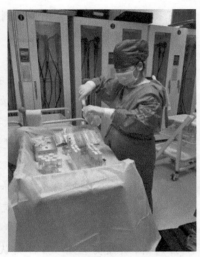

图 3-6　生物学采样　　　　　　　图 3-7　中和剂

3）潜血试验：主要监测洗涤后残留血，基于有反应的方法取材于法医鉴定技术，血迹中含有大量的过氧化酶，当残留 0.1 g 的血迹，即可用微计量的检测试剂进行检测，该方法操作简便、及时，观察判断迅速（30～60 秒），价廉物美，值得在临床推广。

4）ATP 生物荧光法：是利用荧光素酶在镁离子、ATP、氧的参与下，催化荧光素氧化脱羧，产生激活态的氧化荧光素，放出光子，产生 560 nm 的荧光在裂解液的作用下，细菌裂解后释放的 ATP 参与上述酶促反应，用荧光检测仪可定量测定相对光单位值（RLU），从而获知 ATP 的含量,进而得知细菌含量。使用该仪器整个检测过程只需 1 分钟,且能检测多种污染物,是一种综合的评价方法。ATP 生物荧光检测法检测简便快捷,且能检测出多种污染物,为评估并改善清洁消毒水平提供一个客观、实时的分析方法,可作为紧急情况下消毒内镜的现场检测及日常检测起到预警筛查的作用。

几种方法测定发现,ATP 生物荧光法比传统的细菌技术法能更快速测定清洗前后的细菌残留。

⑬ 软式内镜清洗消毒质量监测的标准是什么?

答案:根据监测内容的不同,标准各异。

解析

(1) 监测规范:应在消毒后、使用前没有被再次污染的情况下即刻采样才较为客观。如果消毒后搁置一段时间后再监测,可能内镜已经被再次污染,这样通过监测评价消毒效果就失去了意义。

(2) 消毒后的内镜质量监测标准:每季度进行生物学监测并做好监测记录。内镜数量小于或等于 5 条的,每次全部监测;大于 5 条的,每次监测数量不低于 5 条,每次监测时尽量选择不同型号、不同种类的内镜,以便一年内每条内镜均被监测至少 1 次。消毒后的内镜合格标准为:细菌总数小于或等于 20 CFU/件,不能检出致病菌;灭菌后的内镜应当每月进行生物学监测无菌检测合格并做好监测记录。监测结果应有完整记录,并保存至少 3 年。

(3) 消毒(灭菌)剂的质量监测标准:如表 3-2 所示,并完整记录对消毒或灭菌剂的浓度的监测结果,结果保存大于 6 个月。

(4) 内镜清洗消毒机的监测标准

1) 手卫生监测标准:①采样时间:在接触患者、进行诊疗活动前采样。②采样方法:被检者五指并拢,用浸有含相应中和剂的无菌洗脱液浸湿的棉拭子在双手指曲面从指跟到指端往返涂擦 2 次,

表 3-2 消毒（灭菌）剂的监测标准

消毒剂或灭菌剂类型	监测标准
使用中的消毒剂或灭菌剂	遵循产品说明书每日进行浓度监测
产品说明书未写明浓度监测频率	一次性使用的消毒剂或灭菌剂应每批次进行浓度监测；重复使用的消毒剂或灭菌剂配制后应测定一次浓度，每次使用前进行监测；消毒内镜数量达到规定数量的一半后，应在每条内镜消毒前进行测定

一只手涂擦面积约 30 cm²，涂擦过程中同时转动棉拭子；将棉拭子接触操作者的部分剪去，投入 10 mL 含相应中和剂的无菌洗脱液试管内，及时送检。③检测方法：将采样管在混匀器上振荡 20 秒或用力振打 80 次，用无菌吸管吸取 1.0 mL 待检样品接种于灭菌平皿，每一样本接种 2 个平皿，平皿内加入已溶化的 45~48 ℃的营养琼脂 15~18 mL，边倾注边摇匀，待琼脂凝固，置（36±1）℃温箱培养 48 小时，计数菌落数。细菌菌落数总数计算方法：细菌菌落总数＝平板上菌落数×稀释倍数/采样面积。④判断标准：监测的细菌菌落总数应小于或等于 10 CFU/cm²。

2) 空气监测标准：①监测时间：采用洁净技术净化空气的房间在洁净系统自净盾与从事医疗活动前采样；未采用洁净技术净化空气的房间在消毒或规定的通风换气后与从事医疗活动前采样；或怀疑与医院感染暴发有关时采样。②监测方法：室内面积小于或等于 30 m²，设内、中、外对角线三点，内、外点应距墙壁 1 m 处；室内面积大于 30 m²，设四角及中央五点，四角的布点位置应距墙壁 1 m 处。将普通营养琼脂平皿（直径 9 cm）放置各采样点，采样高度为距地面 0.8~1.5 m；采样时将平皿盖打开，扣放于平皿旁，暴露规定时间后盖上平皿盖及时送检。③判断标准：细菌菌落总数小于或等于 4 CFU/（5 分钟×直径 9 cm 平皿）。

3) 终末漂洗水监测标准：①监测时间：每月监测。②监测方法：取样前先将水龙头用酒精灯进行灼烧消毒，然后把水龙头完全打开,放水 5～10 分钟后,抽取 20 mL 加入无菌试瓶内,4 小时内送检。
③判断标准:细菌总数每 100 mL 纯化水不超过 10 CFU 即为合格。

⑭ 软式内镜质量控制追溯管理的目的及要求是什么?

答案:软式内镜清洗消毒全程质量追溯管理的目的是规范内镜及器械附件的交接环节管理,细化洗消流程,加强洗消全程各环节(图 3-8)的质量控制起到了一个可衡量性和量化指标的作用,使得软式内镜的清洗消毒登记制度、岗位职责、质量标准得以健全和完善。通过数字化手段规范内镜洗消的工作流程,约束工作人员的行为,达到有效监控,提高了洗消工作效率,减少院内相关感染的发生。

要求:软式内镜的回收、清洗、消毒、干燥、储存各环节均进行相关记录或条形码扫描,建立标准化质量追溯记录,使内镜的清洗消毒全程有据可查,通过信息的整合和归档,数据长期保存,为举证倒置提供真实、客观的素材。确保实施软式内镜清洗消毒全程质量追溯管理的有效性。

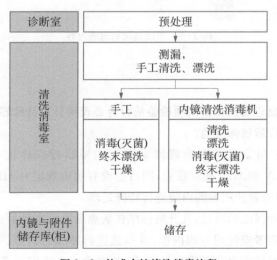

图 3-8　软式内镜清洗消毒流程

解析

内镜清洗消毒过程的质量追溯管理内容：全程管理是确保供应物品质量的根本，故软式内镜洗消追溯全过程的管理内容应包括患者信息（患者内镜检查号、检查项目）、所使用内镜编号、送镜时间、操作医师姓名、送镜护士姓名、内镜使用功能情况、清洗消毒各环节的操作时间、消毒或灭菌内镜的消毒剂浓度（图3-9）。若遇特殊感染的患者或软式内镜在清洗消毒过程中发现任何问题，也应详细记录在案。

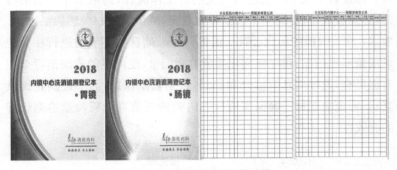

图3-9　胃肠镜洗消追溯内容

⑮ 检查前患者的血清四项检验是否为必查项目？特殊感染患者进行内镜诊疗后如何洗消？

答案：国家没有明确规定患者在内镜诊疗操作前必须进行HBV、HCV和HIV感染筛查，同时也没有明确规定对HBV、HCV和HIV感染者使用后的内镜进行特殊处理。

但为确保洗消质量，凡开放性结核病患者及病毒性肝炎、艾滋病患者或携带者应使用专用内镜，并单独进行特殊的消毒、灭菌处理。在开放性结核病患者及病毒性肝炎、艾滋病患者或携带者无条件使用专用内镜时,必须在这些患者或携带者使用后,对内镜及其所有附件用压力蒸汽、环氧乙烷或戊二醛进行消毒。在用液体浸泡法消毒内镜时,应对所有的管道用清洗剂、消毒剂与无菌水进行冲洗。经化学消毒剂处理的内镜,在使用前必须用无菌水进行冲洗以去除残留的消毒剂。操作人员必须熟练掌握隔离技术,并做好防护隔离,有条件的还可采取免疫措施。特殊感染患者使用后的软式内镜,清洗剂和消毒剂的作用时间遵循产品的使用说明。

解析

（1）防护隔离：内镜诊疗人员应熟练掌握和正确使用防护用品,如防护口罩、防护镜、防护手套、隔离衣等,如图 3-10、图 3-11 所示,并了解使用中需注意的问题。

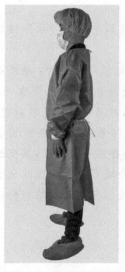 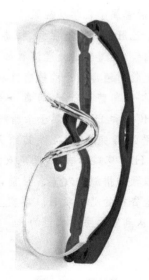

图 3-10　基本防护装置　　　　图 3-11　护目镜

（2）隔离技术

1）标准预防：针对医院所有患者采用的一种预防,不论患者是否确诊或可疑为感染传染病,都要采取标准预防,这是控制医院感染的基本隔离措施。

2) 基于传播方式的隔离:对于确诊或可疑的传染病患者在标准预防的基础上,采取附加的基于传播方式的隔离预防。根据病原微生物传播途径不同,采取相应的隔离措施。对确诊或可疑的传染病患者在标准预防的基础上附加基于传播方式的隔离预防(即根据传播途径不同,采取相应的隔离技术措施);对耐甲氧西林/米峰西林的金黄色葡萄球菌(MRS)、耐万古霉素的金黄色葡萄球菌(VRSA)、耐万古霉素肠球菌(VRE)等新发多重耐药菌也要采取隔离措施。

(3) 特殊患者使用过的软式内镜的洗消流程:临床只要诊断分枝杆菌感染或疑似感染的,均按此规定执行。如果为多重耐药菌患者使用后的内镜,应按照规范清洗消毒,不需要特别处理。耐药菌的耐药机理和化学消毒剂的杀灭原理没有直接关系,前者属于生物阻断抑制,后者属于化学反应灭活。

对于乙肝、丙肝、艾滋病、梅毒血清四项中任一项阳性的患者所使用的内镜,应遵循的处理流程如下。

微生物对消毒因子的敏感性从高到低的顺序为:亲脂病毒→细菌繁殖体→真菌→亲水病毒→分枝杆菌→细菌芽孢→朊病毒。HBV、HCV 和 HIV 均属于亲脂病毒,对消毒因子的敏感性最高,选用高水平消毒完全可以将其杀灭。但若不在检查前进行 HBV、HCV 和 HIV 感染筛查,对医患双方都存在一定风险,其实这是基于诊断采取预防措施的观点。目前,部分城市的三级医院已经将其列为内镜检查前的必查项目。事实上,我们应当正确推行标准预防措施,从而达到双向防护的目的。

(王晓航)

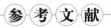

[1] 蒋慧,马天乐,江石湖. 内镜消毒方法新进展[J]. 解放军护理杂志,2006,

23(3)：46－48.

[2] Putnam K. Guideline for processing flexible endoscopes ［J］. AORN Journal，2016，103(1)：10－12.

[3] 胡必杰,郭燕红,刘荣辉.中国医院感染规范化管理：SIFC 常见问题释疑［M］.上海：上海科学技术出版社,2009.

[4] Kovaleva J，Peters FT，van der Mei HC，et al. Transmisssion of infection by flexible gastrointestinal endoscopy and bronchoscopy ［J］. Clin Microbiol Rev，2013，26(2)：231－254.

[5] 王广芬,朱梦捷,廖丹,等.十二指肠镜清洗消毒及监测研究新进展［J］.中华医院感染学杂志.2017,27(24)：5751－5755.

[6] Riley R， Beanland C， Bos H. Establishing the shelf life of flexible colonoscopes ［J］. Gastroenterol Nurs，2002，25(3)：114－119.

[7] Rejchrt s，Cermak P，Pavlatova L，et al. Bacteriologic testing of endoscopes after high-level disinfection ［J］. Gastrointest Endosc，2004，60(1)：76－78.

[8] 罗玉,高志文,陈芳.医疗器械清洗消毒效果评价方法的探讨［J］.医学信息,2010,23(9)：294.

[9] 宋燕,姚荷英,徐君露.软式内镜清洗消毒质量控制现状分析［J］.护士进修杂志,2015,30(9)：789－791.

[10] 宁瑞花,殷积美,于宏影.多酶清洗剂在软式内镜清洗消毒过程中的合理应用［J］.中华医院感染学杂志,2009,19(12)：1536－1537.

[11] Paciello L，Falco FC，Landi C，et al. Strengths and weaknesses in the determination of accharomyces cerevisiae cell viability by ATP-based bioluminescence assay ［J］. Enzyme and Microbial Technology，2013，52(3)：157－162.

[12] 李金娜,庄玉梅,王红梅,等.ATP 生物荧光检测法用于医院感染管理现场干预的研究［J］.中华医院感染学杂志,2013,23(15)：3815－3817.

[13] 丁欢,刘承军,肖长.ATP 生物荧光技术应用于软式内镜消毒质量检测的可行性研究［J］.医疗卫生装备,2017,38(5)：107－109.

[14] 王萍,姚礼庆.现代内镜护理学［M］.上海：复旦大学出版社,2009.

[15] 齐卫东,李卫光.使用内镜消毒技术［M］.武汉：华中科技大学出版社,2011.

[16] Hei Tin A, Loyola M, Bocian S, et al. Standards of infection prevention in the gastroenterology setting ［J］. Gastroenterol Nurs，2016, 39 (6)：487－496.

[17] Beilenhof U，Neumann CS，Rey J F，et al. ESGE — ESGENA Guideline：cleaning and disinfection in gastrointestinal endoscopy ［J］. Endoscopy，2008,40(11)：939-957.

[18] 王海东. 医务人员手卫生规范[J].中华医院感染学杂志,2009,19(12)：1-2.

[19] 中华人民共和国卫生部. 医疗机构消毒技术规范[S]. 2012.

练 习 题

一、单选题

1. 软式内镜消毒达到什么程度才算合格

  A. 菌落总数≤20 CFU/件,未检出致病性微生物

  B. 菌落总数≥20 CFU/件,未检出致病性微生物

  C. 菌落总数≤20 CFU/件,检测出致病性微生物

  D. 菌落总数≥20 CFU/件,检测出致病性微生物

2. 不同系统(如呼吸系统、消化系统)的软式内镜诊疗、洗消工作和储存必须要分室进行吗

  A. 不需要   B. 需要   C. 有时需要   D. 随意

3. 消毒后的内镜为何需采用纯化水或无菌水进行终末漂洗

  A. 纯净水或无菌水更干净

  B. 生理盐水成本过高

  C. 生理盐水中的氯化钠对镜子有腐蚀作用

  D. 纯净水或无菌水成本低

4. 为何内镜检查结束后,越快清洗效果越好

  A. 易干涸,越快清洗越容易,且可避免损伤

  B. 时间久了,物质性质发生变化,不易清理

  C. 及时清理,可以避免污染物渗透

  D. 快速清理,是良好的医学习惯

5. 预处理时为何不可用干纱布擦拭镜体

  A. 干纱布价格昂贵

  B. 干纱布易对镜体造成损害

  C. 使用干纱布仅可去除肉眼可见污物,镜体附着的微生物无法去除

  D. 干纱布不方便使用

6. 清洗用的多酶洗液应多长时间更换

    A. 2 小时　　　　　　　　　　　　B. 1 小时

    C. 没清洗一条内镜后　　　　　　　D. 1 周

7. 内镜采用 2‰碱性戊二醛灭菌时,浸泡时间应不少于

    A. 30 分钟　　　B. 15 分钟　　　C. 1 小时　　　D. 10 小时

8. 以下致病性微生物,美国 CDC 建议下列何种属于高风险微生物

    A. 金黄色葡萄球菌　　　　　　　B. 微球菌

    C. 类白喉杆菌　　　　　　　　　D. 芽孢杆菌

9. 检查或治疗需进入人体无菌腔室内的软式内镜多为

    A. 十二指肠镜　　B. 胆道镜　　　C. 膀胱镜　　　D. 以上均正确

10. 在漂洗、消毒、终末漂洗及干燥时,使用动力泵或压力枪至少要(　　)秒

    A. 10　　　　　B. 30　　　　　C. 20　　　　　D. 25

11. 关于刷洗规范步骤中,哪些是正确的

    A. 确保毛刷体积一定要与内镜管道相符合

    B. 活体检查孔道洗刷时应两头见刷头并洗净刷头上的污物

    C. 高度重视毛刷反复刷洗至没有可见污物

    D. 以上均正确

12. 下列哪些内镜不需灭菌

    A. 腹腔镜　　　　　B. 胃镜　　　　C. 关节镜　　　D. 十二指肠镜

13. 内镜室的管理中,以下描述哪些是错误的

    A. 内镜中心(室)应建立健全岗位职责,清洗消毒操作规范流程、质量管理监测、设备管理、器械管理及职业安全防护等管理制度和突发事件的应付措施

    B. 不同系统(如呼吸系统、消化系统)软式内镜的诊疗工作应分室进行;不能分室进行时应分时间段进行

    C. 软式内镜清洗、消毒过程应做到由洁到污

    D. 诊疗工作结束后,应对诊疗环境进行清洁和消毒处理

14. 内镜消毒灭菌效果监测不包括以下哪项内容

    A. 消毒内镜应每季进行生物学监测

    B. 灭菌内镜应每月进行生物学监测

    C. 内镜数量少于等于 5 条的,每次应全部监测;多于 5 条的每次监测数量不低于 5 条

    D. 消毒内镜细菌总数少于等于 30 CFU/件,灭菌内镜无菌检验合格

15. 内镜洗消前的测漏要求是

A. 宜每次清洗前测漏　　　　　　B. 宜每次清洗后侧漏

C. 随时可以侧漏　　　　　　　　D. 以上说法均正确

二、多选题

16. 内镜清洗消毒室的要求,以下正确的是

A. 应独立设置,面积应与清洗消毒工作量相适应

B. 应遵循工作流程分为清洗区、消毒区、干燥区等

C. 不同系统内镜的清洗槽、自动清洗消毒机不必分开设置和使用

D. 应保持通风良好

17. 内镜室应配备以下哪些基本清洗消毒设备与物品

A. 专用流动水清洗槽、消毒槽

B. 全管道灌流装置(宜采用自动灌流器)或一次性注射器

C. 各种内镜专用毛刷,压力水枪、压力气枪,超声清洗机,干燥用品

D. 计时器

18. 内镜清洗的操作流程及注意事项,以下描述正确的是

A. 将内镜全部浸没于适量使用浓度的清洗液中,用纱布反复擦洗镜身,前端和操作部应重点擦洗

B. 用清洁毛刷彻底刷洗活检管道和导光软管的吸引器管道,刷洗时必须两头见刷头,并洗净刷头上的污物

C. 用清洗液反氨清洗内镜的每个腔道

D. 活检入口阀门、吸引器按钮和送气送水按钮等部件在超声清洗器内使用清洗液清洗

19. 关于软式内镜的储存,以下正确的是

A. 每天诊疗工作结束,将干燥后的内镜储存于专用洁净镜柜或镜库内,插入部和连接部均应垂直悬挂,弯角固定钮置于自由位

B. 将所有活检入口阀门、吸引器按钮和送气送水按钮取下

C. 灭菌后的内镜、附件及相关物品应当遵循无面物品储存要求进行储存

D. 镜柜或镜库房每周清洁消毒一次,污染时随时消毒

20. 内镜采用化学消毒(灭菌)剂进行消毒或者灭菌时,应注意下列哪些要求

A. 将擦后的内镜及取下的部件置于消毒槽

B. 接触患者的部分浸没于消毒液中

C. 各管道用灌流装置或注射器灌满消毒液

D. 作用至消毒剂规定的时间

［答案］

1. A	**2.** B	**3.** C	**4.** A	**5.** C
6. C	**7.** D	**8.** A	**9.** D	**10.** B
11. D	**12.** D	**13.** C	**14.** D	**15.** A
16. ABD	**17.** ABCD	**18.** ABCD	**19.** ABCD	**20.** ACD

第四章

医院医用织物洗涤消毒技术规范

1 该标准的主要内容与适用范围是什么?

答案: (1)《医用织物洗涤消毒技术规范》共 8 个章节,两个附录(规范性附录和资料性附录),主要针对管理和技术两方面提出了相关要求,内容包括术语和定义、管理要求、医用织物分类收集、运送与储存操作要求、洗涤消毒的原则与方法、清洁织物卫生质量要求等。规范性附录是指与正文部分同等有效的内容,资料性附录是作为参考执行的。

(2)该标准适用于医院洗衣房和提供医用织物洗涤服务的社会化洗涤服务机构,其他医疗机构可参照执行。另外,该标准不适用于医用织物洗涤(消毒)后的灭菌技术要求,其具体灭菌技术要求按医院消毒供应中心的三个标准(WS310.1-2009～WS310.3-2009)执行。

解析

我国卫生部(今卫健委)在颁布的《消毒技术规范》(2002 年版)中虽明确规定"患者衣被和医护人员的工作服必须分机或分批洗涤""肝炎、结核患者及传染性物质所污染的衣被,烈性传染患者的衣服应先消毒或灭菌后,再送洗衣房洗涤",但一直无实施细则和可操作的规定与程序出台;即使在 2012 年发布的《医疗机构消毒技术规范》(WS/T367-2012)中,也未对医用织物洗涤消毒做出具体的规定与要求,而本标准为我国首次颁布。由于我国医疗机构的规模差异大,同时考虑到当前我国国情,其适用范围不宜太广,故拟先规范"医院"这一层级,带有一定的前瞻性,待标准修订后再扩大到所有医疗机构。针对我国当前医用织物洗涤消毒工作的现状,提出了该标准适用于医院洗衣房和提供医用织物洗涤服务的社会化洗涤服务机构,其他医疗机构可参照执行。

❷ 何为"医用织物"? 它与医院感染有关吗?

　　答案:(1) 医院内可重复使用的纺织品,包括患者使用的衣物、床单、被罩、枕套;工作人员使用的工作服、帽;手术衣、手术铺单;病床隔帘、窗帘以及环境清洁使用的布巾、地巾等均称为"医用织物"。

　　(2) 医用织物被患有感染性疾病者的血液、体液、排泄物等污染后,具有传播感染的风险,不进行规范化的管理,很容易引起医院感染,所以医用织物与医院感染密切相关。

解析

　　(1) 国外相关文献中,"healthcare linen""healthcare textile""healthcare fabric"3 个词组均可表示"医疗保健纺织品",而在美国发布的相关指南/标准"healthcare textile",其含义表达为"医用织物"更为准确。美国卫生洗涤鉴定资格委员会(HLAC)发布的《医疗保健机构处理可重复使用织物的评审认证标准》(2011 年版)中,根据生物污染风险防控和普遍预防(universal precaution)的原则,将使用后的医用织物均称为污染织物,洗涤消毒后的医用织物称为清洁织物。我国专家在研制《医院医用织物洗涤消毒技术标准》的过程中,发现人们对在医疗机构中使用的纺织品的称谓五花八门,有的叫布草,有的叫医疗纺织品。觉得相关术语应该统一,通过对欧美国家及地区相关标准、指南进行大量求证后。专家们认为叫"医用织物"更为贴切。所以针对医疗机构可重复使用的纺织品我们均规范为"医用织物"这一专用术语。

（2）医用织物的规范化管理在医院感染预防中的重要性：2003年"非典时期"，我国台湾地区发生了一起由于洗衣工操作不当而使两名洗衣工感染的事件，其中有一名洗衣工死亡。2010年，美国疾病控制与预防中心报道显示，在某家医院新生儿科皮肤真菌感染事件调查过程当中，发现医用织物是引发感染的主要原因。2015年，我国香港玛丽医院先后有5例患者感染，其中2例死亡。香港医管局组织专家曾对该院进行了彻底调查，调查中发现，承接其医用织物洗涤的一家叫深湾洗衣场的社会化洗涤公司，在洗涤的多个环节中存在毛霉菌的污染，从而导致了这起严重的医院感染事件。不仅是上面的这三个案例，实际上，近年来因医用织物管理存在问题造成的感染事件时有报道，医用织物已成为医院感染管理的重要组成部分。相关调查显示，我国医用织物管理仍存在较多问题，织物洗涤消毒后也存在不同程度的微生物污染。2015年，国家卫生计生委（今卫健委）办公厅印发《关于加强医疗机构医用织物洗涤消毒管理工作的通知》（简称《通知》）［国卫办医函（2015）708号］，其中要求：充分认识加强医用织物洗涤消毒管理的重要性，强化责任意识；加强医用织物洗涤消毒管理，保障洗涤消毒质量；加强对医用织物洗涤消毒的监督管理……这个通知的发布很及时、很有效。同时，《通知》的下发也加快了《医用织物洗涤消毒技术规范》标准的尽快出台。该标准自2013年开始起草，到2015年9月基本研修完毕，在2016年3月交到国家卫计委（今卫健委）通过审批，2016年12月27日已经发布，2017年6月1日起开始实施。《医用织物洗涤消毒技术规范》的出台也充分说明了医用织物的规范化管理在医院感染预防中的重要性。

❸ 在社会化洗涤机构污染织物收集转运过程中，医院如何做好医院感染质量控制？

　　答案：医院应完善织物收集转运管理制度，污染织物暂存转运管理制度,明确各职能部门职责,感染科、护理部、总务科协同管理,感染科充分发挥监督管理作用;加强收集、转运人员医院感染知识培训;明确污染织物分类处置原则;强化收集过程危险控制点管理。

解析

(1) 对社会化洗涤机构污染织物收集转运过程中,医院感染质量控制的重要性:近年来,常有医院污染织物收集转运过程中因处理管理不当,造成感染事件的报道,例如,我国台湾地区台北和平医院出现集体感染 SARS 的事件,造成很大的不良影响和损害。在医院收集转运现状调查中,发现因污染织物分类不清、收集暂存场所二次污染,转运过程洁污交叉,自我防护意识淡薄等现象明显,处置不规范现象常见,所以医院对社会化洗涤机构污染织物收集转运过程中,做好感染质量控制非常重要。

(2) 对社会化洗涤机构污染织物收集转运过程中,如何做好医院感染质量控制:①完善制度,明确职责。感染科对收集、交接各环节感染控制制度落实情况加强督查,对每一个危险控制点不定期抽查,及时反馈护理部及总务科;护理人员参与医用织物管理,病区被服车洁污分开,定期更换消毒,病区感控护士负责被服质量检查等管理工作;总务科加强织物收集人员管理,对收集转运过程中存在的问题及时反馈,持续改进。②加强收集、转运工作人员院感知识培训。如护理人员、回收人员、保洁员交接签收过程感染预防及职业暴露伤害知识培训,学习医院污染织物分类处置流程,明确织物收集与医源性感染的相关性,院感相关规章制度,强化工作人员的素质教育及感染知识教育,接触污染织物前后加强手卫生。③明确污染织物分类处置原则。无明显污染织物指医务人员工作服、婴儿服、值班被套等,放入污衣袋内,置污物间暂存、交接;有明显血液、体液污染织物(手术室、产房手术巾、孔巾等)及明确感染性疾病(艾滋病、梅毒、伤寒等感染者)患者使用后的织物,应用层防水污衣袋盛装,注明科室、传染性疾病类别,置污物间密闭暂存,密闭交接;被炭疽及突发原因不明的传染病病原体污染的织物应用双层黄色垃圾袋盛装,注明科室、类别、高度危险性等,按医疗废物密闭交接、密闭签收,集中焚烧处理。④强化收集处置过程危险控制点管理。所有使用过的织物均视为污染状态,应以尽可能减少对环境和人员污染风险的方式回收和转运。污染织物收集过程中,尽量减少挪动、抖动。加强利器管理,在处理污染织物时将所有附着在织物上的医疗废物就地清空,带血的纱布、棉签、手术刀片、缝针分别按照感染性废物、损伤性废物及时处置。被服车上应装有2种颜色的收集袋,红色装血液、体液污染的布类,特殊污染、传染科的布类应用双层黄色医疗废物袋封闭运送。严格执行医院织物下收下送制度,洗涤公司配备专用车辆,下送用清洁车,回收为污染车,做到专车专用,专室存放。

❹ 对于医用织物洗涤场所建筑的布局设计与建设有什么要求?

答案:国家卫生行业标准 WS/T508 - 2016《医院医用织物洗涤消毒技术规范》中,明确了医用织物洗涤场所(包括医院洗衣房和社会化洗涤服务机构)的建筑布局要求,体现了规范性、功能性和整体性的特点。在设计过程中,外部环境设计要优良,环境地理的位置、通风条件、采光条件等需符合卫生要求。内部环境的区域划分以及人流、物流通道与路径的设计既要通畅,又要达到卫生隔离与防范生物污染风险的需求,功能区域设计面积要足够,各功能用房设计要齐全,应尽可能满足工作条件、设备安装条件等的需求,并预留扩容的空间。建筑布局规范化、装备现代化、管理精细化、技术精益化,在验收过程中,需要重点保证水、电、汽等设施运行良好,消防和污水排放正常,以确保生产、消防安全和环保达标。

解析

对于医用织物洗涤场所建筑布局设计与建设的要求如下。

(1)选址要求:医院洗衣房应独立设置,远离诊疗区域,周围环境卫生、整洁。社会化洗涤服务机构有独立院落,应分别设置办公区域和工作区域,作业场所周围环境卫生、整洁,不宜设置在居民小区内。

(2) 设计要求:①洗衣房整体要求:医院洗衣房建筑面积和硬件设施均应与医院的规模、性质、任务相适应,并兼顾未来发展规划的需要。②洗衣房功能要求:设有两车(污染车即回收车、清洁车即下送车)、两区(污染区和清洁区)、三通道(工作人员通道、织物接收通道、发放通道)。污染区内应设有医用织物接收与分拣间、洗涤消毒间、污车存放处和更衣(缓冲)间等;清洁区内应设置烘干间,熨烫、修补、折叠间,储存与发放间、洁车存放处及更衣(缓冲)间等。③洗衣房管理要求:分别设有人流、物流通道;物流应由污到洁,不交叉、不逆行。

(3) 其他设计要求:①排水设计:包括涉及水源的管路及配套设备,有条件可设置回用水处理系统;社会化洗涤服务机构还必须有污水处理系统。②配电设计:包括强电、弱电的线路及配套设备。③蒸汽供应系统设计:尤其是社会化洗涤服务机构应设有锅炉房及热水供应管道。④通风设计:主要包括机械通风系统等,污染区室内机械通风换气次数宜达到 10 次/小时,最小新风量宜不小于 2 次/小时。⑤消防设计:包括防火门、通道、管道、消火栓、感应报警设施。

(4) 相关设备选用要求:医用织物洗涤涉及主要设备包括清洗、烘干、消毒与灭菌、熨烫和储存等。洗涤和烘干设备应选用经国家检测合格、有加热功能的专用洗涤和烘干设备。针对感染性织物洗涤宜选择卫生隔离式洗涤烘干设备。社会化洗涤服务机构宜装备隧道式洗涤机组。消毒与灭菌装置应符合国家有关规定。

(5) 施工装修要求:①分区屏障设置:污染区和清洁区之间应有完全隔离屏障(两区之间设置的全封闭式、实质性隔断),其中在清洁区内可采用部分隔离屏障(半封闭式隔断)来分隔各功能用房区域。②平面装饰要求:室内地面、墙面和工作台面应坚固平整、不起尘,便于清洁,装饰材料环保、防水、防霉、耐腐蚀、耐高温。③室内装饰要求:各区域及功能用房标识明确,通风、采光良好;污染区和清洁区装修施工材料建议分别选择粉红色、浅绿色或浅蓝色。在楼层内地面安装大型洗涤消毒设备时应考虑其结构的承载力,并注意先安装大型设备再进行地面施工。④室内用具配置要求:注意各类规格的门、传递窗(若有)、接收与发放窗等的设置。污染区及各更衣(缓冲)间设洗手设施,宜采用非手触式水龙头开关。污染区内应安装空气消毒设施如紫外线杀菌灯或循环风紫外线空气消毒器。

(6)验收项目与要求:验收项目主要包括清洗消毒与灭菌设施,水电气及通风设施以及消防和污水处理设施等调试和验收。

⑤ 医用织物的分类有哪些? 医院对不同的医用织物如何分类处理?

答案:(1)医用织物分为清洁织物、感染性织物和脏污织物。

(2)分类处理:①感染性织物是指一些特殊传染病患者使用后的,有明显血液、体液、排泄物污染的织物,确认的感染性织物应用橘黄色收集袋(箱)在患者床旁密闭收集,并有"感染性织物"标识;有条件的医院可使用专用水溶性包装袋。②脏污织物宜采用可重复使用的专用布袋或包装箱(桶)收集,也可用一次性专用塑料包装袋盛装,其包装袋和包装箱(桶)应有文字或颜色标识。

解析

(1)使用后的医用织物都是不干净的,我们把它分为感染性织物和脏污织物。

(2)分类处理很重要,在医疗机构,使用后污染织物的感染防控是一个全球性问题。医疗机构所用衣、被等医用织物被患者血液、体液、排泄物污染后,可能携带大量病原微生物,具有传染性,必须进行洗涤消毒处理。2003年4月,我国台湾地区发生一起医院洗衣房工作人员感染 SARS 事件,2 名洗衣工感染 SARS 病毒,其中 1 例死亡;2010 年美国疾病控制与预防中心的一项研究表明,某医院发生新生儿/儿童皮肤真菌感染,重复使用织物被确定为所有病例唯一共同的暴露因素。目前,我国医疗机构后勤管理社会化成为趋势,不少医疗机构将使用后的医用织物洗涤消毒工作承包给社会化洗涤公司,也有部分医疗机构仍由洗衣房负责处理,重复使用医用织物的洗涤消毒工作缺乏规范性的管理与操作程序。2010 年武汉市疾病控制与预防中心的一项调查表明,湖北省多数社会化洗涤公司清洗污染织物时洁污不分,甚至把医用织物与宾馆织物混合清洗,存在明显的洁污交叉污染现象。卫生部(今卫健委)在颁布的《消毒技术规范》(2002 年版)中虽明确规定"患者衣被和医护工作人员的工作服必须分机或分批洗涤","肝炎、结核患者及传染性物质所污染的衣被,烈性传染患者的衣服应先消毒或灭菌后,再送洗衣房洗涤",但一直无实施细则和可操作的规定与程序出台;即使在 2012 年发布的《医疗机构消毒技术规范》中,也未对重复使用医用织物洗涤消毒工作作出具体的规定与要求。为加强医院感染控制管理工作,制定适合于我国重复使用医用织物洗涤消毒技术与管理规范的卫生行业标准,已迫在眉睫。在美国,对重复使用医用织物洗涤全过程均有明确的风险管理要求与规定,值得我国借鉴。因为使用后污染织物的收集、分拣、包装、运输、洗涤、烘干、整理、储存等环节过程中均存在感染的风险,必须严格加以防控,因此分类处理很重要。

❻ 医院医用织物的洗涤消毒应遵循什么原则? 具体的消毒的工作流程是什么?

　　答案: 遵循原则:①应遵循先洗涤后消毒的原则;②根据医用织物使用对象和污渍性质、程度不同,应分机或分批洗涤、消毒;③新生儿、婴儿的医用织物应专机洗涤、消毒,不应与其他医用织物混洗;④手术室的医用织物(如手术衣、手术铺单等)宜单独洗涤;⑤布巾、地巾宜单独洗涤、消毒。具体的消毒的工作流程见图 4-1。

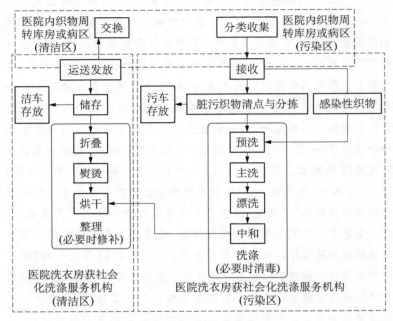

图 4-1　消毒工作流程

（1）脏污织物洗涤消毒原则与方法：①根据医用织物使用对象和污渍性质、程度不同，应分机分批进行洗涤（消毒）；专机洗涤设备应有相应标识；②患者用织物与医务人员用织物应分机或分批洗涤（消毒）；产婴区、新生儿室等婴幼儿用织物应专机洗涤，不应与成人患者用织物混洗；③洗涤设备所洗涤（消毒）的医用织物容量应控制在设备操作说明书规定的洗涤容量范围之内，并按照该设备操作说明书和本规范附录 A 规定的要求与流程完成洗涤（消毒）程序；④所有耐热的普通污染织物应选择热洗涤方法，除有特殊规定外可不做消毒处理；对不耐热的普通污染织物应根据其物理特性选择适合的冷洗涤、消毒方法,除有特殊规定外应先洗涤后消毒。

（2）感染性织物洗涤消毒原则与方法：①应满足以上脏污织物洗涤消毒原则与方法的①②③要求；②应采用专机、首选热洗涤方法,在密闭状态下进行洗涤与消毒；有条件的宜使用卫生隔离式洗涤设备；③收集、盛装感染性织物的水溶性包装袋不应开包,应在密闭状态下直接投入洗涤设备中；④宜在预洗环节对感染性织物作消毒处理,消毒方法应按本规范附录A执行；⑤被疑似或确诊朊毒体感染的患者使用、污染的感染性织物应按医疗废物要求,做焚烧处理；被气性坏疽、突发原因不明的传染病病原体污染或其他传染病有明确规定的感染性织物,应遵循先消毒再进行常规洗涤原则。

❼ 对于医用织物洗涤消毒的作业场所有何要求?

答案：（1）应独立设置工作区域,远离诊疗区域,不相邻污染源,周围环境应无蚊蝇等害虫滋生地。

（2）工作区域内所有功能区的地面、墙面和工作台面应平整,便于清洁；有防蝇、防鼠等有害生物防制设施。

（3）工作区域内应分别设置污染区与清洁区,两区之间应有完全隔离屏障。分别设置医用织物接收与发放通道,通道不交叉、不逆行。污染区内的功能区应包括收物交接、分拣、洗涤、消毒和污车存放处；清洁区内的功能区应包括烘干、熨烫、修补、折叠、储存、运送、发放和洁车存放处,清洁区内各功能区宜设有效隔离屏障。各功能区应布局合理,标识明确,有洗手设施,污染区内采用非手触式水龙头开关。

（4）医用织物洗涤（消毒）用水的卫生质量应符合《生活饮用水卫生标准》要求。

（5）有专人从事医用织物洗涤、消毒工作。人数、洗涤消毒设施满足工作需要,工作流程符合本规范附录A的要求。

（6）工作区域内污染区应每天下班前对地面与台面选用有效消

毒剂进行拖洗/擦拭,消毒方法应参照《医疗机构消毒技术规范》执行;清洁区的地面、台面、墙面应随时保洁。

(7)工作区域内通风、采光良好。接收、分捡使用后医用织物区域和清洁织物储存区内应安装空气消毒设施。

(8)工作区域内清洁区工作人员手、物体表面、空气质量,以及经消毒处理后污染区内工作人员手、物体表面、空气质量,应每年2次进行抽检并符合《医院消毒卫生标准》Ⅲ类环境规定,菌落总数指标符合表4-1的要求。

表4-1 菌落总数指标

项　目	指　标
物体表面(CFU/cm²)	≤10
工作人员手(CFU/cm²)	≤10
空气[CFU/(皿・5 min)]	≤4

(9)清洁织物洗涤质量的感官指标应每批次进行检查,其微生物指标应每年2次进行抽检,无微生物指标检测能力的医院应委托有资质的检测机构进行检测,检测方法按规定执行。

(10)洗涤(消毒)后污水不应直接排放,应经污水处理系统进行无害化处理,污水排放应符合《医疗机构水污染物排放标准》和国家相关要求,并按要求每半年进行一次微生物指标检测。污染废弃物处置与管理应符合《医疗废物管理条例》《医疗卫生机构医疗废物管理办法》的规定。医院采取外包洗涤服务时,应对提供服务的专业洗涤(消毒)服务企业进行风险评估并符合规范要求。

解析

医用织物洗涤消毒场所管理规范应符合专业洗涤(消毒)服务企业行为规范,而专业洗涤(消毒)服务企业应符合以下条件。

(1)应取得合法的工商营业执照。

（2）有独立作业场所，应分设办公区域和工作区域。作业场所区域 50 m 内无有害气体、烟雾、灰尘和其他有毒有害物品等明显污染的场所，并不宜设置在居民小区内。

（3）工作区域内的污染区和清洁区应分别设置更衣间；清洁区内各功能区应设置有效隔离屏障并有质检室。其他相关设置的要求应符合规定。

（4）有相关专用洗涤、消毒和烘干设备；从业人数满足工作需要；工作流程符合本规范附录 A 的要求。

（5）人流、物流应洁污分开，有专车收送；不应与非医用织物混洗混运。

（6）工作区域内的工作人员手、物体表面及空气的卫生管理与质量控制应符合要求。

（7）清洁织物洗涤质量的感官指标、微生物指标检查/检测管理要求与方法应分别符规定；其微生物指标检测数据应报送所服务的医院相关管理部门备案。

（8）医用织物洗涤（消毒）用水、污水排放及污染废弃物处置与要求应符合规定。

⑧ 医院医用织物洗涤消毒从哪几个方面进行管理？

答案： 应从医院管理、洗衣房管理、人员防护要求和建筑布局要求四个方面进行管理。

（1）医院管理：①应明确负责洗衣房管理工作的职能部门；②应将洗衣房医用织物洗涤消毒工作纳入医院质量管理，制定和完善洗衣房医院感染管理和医用织物洗涤消毒的各项规章制度并认真落实；③应有专人从事医用织物洗涤消毒工作，从业人员数量应满足工作需要；④如选择社会化洗涤服务机构，应对其资质（包括工商营业执照，并符合商务、环保等有关部门管理规定）、管理制度（含突发事件的应急预案）及医用织物运送、洗涤消毒操作流程等进行审核；

⑤对社会化洗涤服务机构进行风险评估,签订协议书,明确双方的职责;⑥应与社会化洗涤服务机构建立医用织物交接与质量验收制度。

（2）洗衣房管理:①应建立医用织物洗涤消毒工作流程、分类收集、洗涤消毒、卫生质量监测检查、清洁织物储存管理、安全操作、设备与环境卫生保洁以及从业人员岗位职责、职业防护等制度;②应对工作人员进行岗前培训,使其熟练掌握洗涤、消毒技能;并了解洗涤和烘干等相关设备、设施及消毒隔离与感染控制基础知识、常用消毒剂使用方法等;③应有质量管理负责人和专（兼）职质检员,负责开展各工序的自检、抽检工作;④污染废物处置与管理应符合《医疗废物管理条例》《医疗卫生机构医疗废物管理办法》的规定。

（3）人员防护要求:①在污染区和清洁区穿戴的个人防护用品不应交叉使用;②在污染区应遵循"标准预防"的原则,按照 WS/T311 的隔离要求,穿戴工作服（包括衣裤）、帽、口罩、手套、防水围裙和胶鞋,并按 WS/T311 要求进行手卫生;③在污染区根据实际工作需要可选穿隔离衣;④在清洁区应穿工作服、工作鞋并保持手卫生;⑤在清洁区可根据实际工作需要戴帽和口罩。

（4）建筑布局要求:如图 4-2 所示。

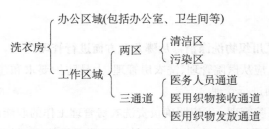

图 4-2　医用织物洗涤消毒的建筑布局要求

1）洗衣房
● 应设有办公区域（包括办公室、卫生间等）和工作区域。
● 工作区域的建筑布局应符合下列要求:①应独立设置,远离诊疗区域;周围环境卫生、整洁;②应设有工作人员、医用织物接收与发放的专用通道;③工作流程应由污到洁,不交叉、不逆行;④分别设有污染区和清洁区,两区之间应有完全隔离屏障。清洁区内可设置部分隔离屏障;⑤污染区应设医用织物接收与分拣间、洗涤消毒间、污车存放处和更衣(缓冲)间等;清洁区应设烘干间,熨烫、修补、折叠间,储存与发放间、洁车存放处及更衣(缓冲)间等;⑥有条件的可在清洁区内设置质检室;⑦各区域及功能用房标识明确,通风、采光良好;⑧污染区及各更衣(缓冲)间设洗手设施,宜采用非手触式水龙头开关;⑨污染区应安装空气消毒设施;⑩清洁区应清洁干燥;⑪室内地面、墙面和工作台面应坚固平整、不起尘,便于清洁,装饰材料防水、耐腐蚀;⑫排水设施完善,有防蝇、防鼠等有害生物防制设施。

2)织物周转库房:①选择社会化洗涤服务机构的医院应设置织物周转库房;②应分别设有不交叉、相对独立的使用后医用织物接收区域和清洁织物储存发放区域,标识应明确;③室内应通风、干燥、清洁;地面、墙面应平整;有防尘、防蝇、防鼠等设施。

(5)洗涤用水、设备及用品要求:①医用织物洗涤、消毒、烘干、熨烫等用品与设备应满足工作需要;②洗涤用水的卫生质量应符合GB5749要求;③洗涤和烘干设备应选用经国家检测合格、有加热功能的专用洗涤和烘干设备;④宜选择卫生隔离式洗涤烘干设备;⑤社会化洗涤服务机构宜装备隧道式洗涤机组;⑥洗涤剂、消毒剂及消毒器械应符合国家有关规定。

解析

(1)《医院医用织物洗涤消毒技术规范》是我国首次发布,对医用织物洗涤场所建筑布局的要求体现了规范性、功能性和整体性的特点。在设计过程中,外部环境设计要优良,环境地理的位置、通风条件、采光条件等需符合卫生要求;内部环境的区域划分以及人流、物流通道与路径的设计既要通畅,又要达到卫生隔离与防范生物污染风险的需要;功能区域设计面积要足够,各功能用房设计要齐全,应尽可能满足工作条件、设备安装条件等的需求,并预留扩容的空间。在施工过程中,应加强各环节的监管,发现问题及时予以纠正,为建设建筑布局规范化、装备现代化、管理精细化、技术精益化的医院洗衣房或社会化洗涤服务机构构建优良的基础。在验收过程中,需要重点保证水、电、汽等设施运行良好,消防和污水排放通过验收,以确保生产、消防安全和环保达标。

(2)对社会化洗涤服务机构进行风险评估的内容主要包括:①识别可能存在的生物污染风险,如与感染性织物混洗等;②确立、评估与生物污染风险相关的关键控制点,如医用织物分类收集、运送、洗涤(温度与时间)环境和相关洗涤设备、人员、环境,以及清洁织物质量标准等;③对生物污染风险识别和控制过程中存在的问题进行反馈,并提出可持续改进措施。

❾ 对于医用织物分类收集、运送与储存操作有哪些要求?

答案:(1)分类收集:①对脏污织物和感染性织物进行分类收集,收集时应减少抖动;②确认的感染性织物应在患者床边密闭收集;③盛装感染性织物的收集袋(箱)宜为橘红色,有"感染性织物"标识;有条件的医院可使用专用水溶性包装袋;④专用水溶性包装袋的装载量不应超过包装袋的三分之二,并应在洗涤、消毒前持续保持密封状态;⑤脏污织物宜采用可重复使用的专用布袋或包装箱(桶)收集,也可用一次性专用塑料包装袋盛装;其包装袋和包装箱(桶)应有文字或颜色标识;⑥盛装使用后医用织物的包装袋应扎带封口,包装箱(桶)应加盖密闭;⑦用于盛装使用后医用织物的专用布袋和包装箱(桶)应一用一清洗消毒;医用织物周转库房或病区暂存场所内使用的专用存放容器应至少一周清洗一次,如遇污染应随时进行消毒处理;消毒方法参照《医疗机构消毒技术规范》执行。使用后的一次性专用塑料包装袋应按医疗废物处理。

(2)运送:①医院洗衣房应分别配置运送使用后医用织物和清

洁织物的专用运输工具,不应交叉使用。专用运输工具应根据污染情况定期清洗消毒;运输工具运送感染性织物后应一用一清洗消毒,消毒方法参照《医疗机构消毒技术规范》执行;②社会化洗涤服务机构应分别配置运送使用后医用织物和清洁织物的专用车辆和容器,采取封闭方式运送,不应与非医用织物混装混运;对运送车辆和容器的清洗消毒按要求执行。

(3)储存:①使用后医用织物和清洁织物应分别存放于使用后医用织物接收区(间)和清洁织物储存发放区(间)的专用盛装容器、柜架内,并有明显标识;清洁织物存放架或柜应距地面高度 20~25 cm,离墙 5~10 cm,距天花板大于或等于 50 cm;②使用后医用织物的暂存时间不应超过 48 小时;清洁织物存放时间过久,如有污渍、异味等感官问题应重新洗涤;③参照《医院消毒供应中心第 2 部分:清洗消毒及灭菌技术操作规范》,本标准规定了"清洁织物"存放的卫生条件;④建议:关于洗涤后干燥的"清洁织物"具体存放时间的要求,为便于管理,可参考《医院布草洗涤卫生规范》中的规定,其"清洁织物"的储存时限宜按最长不超过 30 天参考执行(注意:若遇污染须重新洗涤)。

解析

JCI 标准要求,医院应确定与感染风险相关的程序与流程,评估患者所接受医疗服务各个环节的感染风险。医院感染管理委员会通过风险评估,确定污染织物为院感风险点之一。医疗机构织物与患者及医务工作者的皮肤直接接触,医院织物管理不当是发生医院感染的重要隐患,直接关系到医院感染管理的质量。尤其是污染织物更是院感高风险点。规范管理医院污染织物在院区的收集、转运,可减少对诊疗环境的污染,降低医务人员与患者因受污染织物而导致的感染风险。

⑩ 如何对洗涤消毒设备及环境进行消毒灭菌？

答案：（1）洗涤设备的消毒：①感染性织物每次投放洗涤设备后,应立即选用有效消毒剂对其设备舱门及附近区域进行擦拭消毒,消毒方法参照 WS/T367 执行；使用水溶性包装袋时可不做消毒处理；②感染性织物若选择冷洗涤方式洗涤,工作完毕后,应对其设备采取高温热洗涤方法进行消毒处理,将水温提高到 75 ℃、时间大于 30 分钟或 80 ℃、时间大于 10 分钟或 A0 值大于或等于 600。

（2）环境的消毒与杀虫：①每天工作结束后应对污染区的地面与台面采用有效消毒剂进行拖洗/擦拭,消毒方法参照《医疗机构消毒技术规范》执行；清洁区的地面、台面、墙面应每天保洁。②污染区室内机械通风的换气次数宜达到 10 次/小时,最小新风量宜不小于 2 次/小时；必要时进行空气消毒,消毒方法参照《医院空气净化管理规范》执行。③工作区域的物体表面和地面有明显血液、体液或分泌物等污染时,应及时用吸湿材料去除可见的污染物,再清洁和消毒,消毒方法参照《医疗机构消毒技术规范》执行。④当工作环境受到明确传染病病原体污染时,应选用有效消毒剂对环境空气和物体表面进行终末消毒,消毒方法与要求参照《疫源地消毒总则》执行。⑤每半年对工作人员手、物体表面进行一次卫生学抽检,符合《医院消毒卫生标准》Ⅲ类环境规定。当发现有疥疮患者使用过医用织物或医用织物上有蛾、虱、蚤等体外寄生虫时,除对其医用织物采用煮沸或蒸汽(100 ℃,时间＞15 分钟)等方法杀灭外,应对污染环境及时选用拟除虫菊酯、氨基甲酸酯或有机磷类杀虫剂,采取喷雾方法进行杀虫,具体方法应遵循产品的使用说明。

解析

洗涤设备由于长期接触的都是被污渍沾染的衣物,洗涤设备在洗衣物时,水在机槽和内筒间流动,水垢、衣服中的杂物等杂质就会黏附在内槽壁上,时间长了会滋生大量细菌,并在洗涤过程中传染给衣物,造成二次污染。另外,洗涤设备经常处于潮湿状态,适合真菌、滴虫和螺旋体等细菌生长。这些菌类具有传染性,容易引起如脚癣、皮癣等真菌类疾病的发生,还有念珠菌皮炎、阴道炎及传染性软疣等。消毒剂可以杀死螺旋体和滴虫,但真菌即使遇到消毒剂也可以生存。因此,定期对洗涤消毒设备及环境进行消毒灭菌很重要。

⓫ 如何判断清洁织物是否达到卫生质量要求?

答案:(1)感官指标:洗涤后的清洁织物外观整洁、干燥、无异味、无异物、无破损。

(2)物理指标:按《衣物洗涤质量要求》,清洁织物表面的 pH 应达到 6.5～7.5。

(3)微生物指标:洗涤(消毒)后的清洁织物微生物指标应符合表 4-2 的要求。

表 4-2　清洁织物微生物指标

项　　目	指　　标
细菌菌落总数(CFU/100 cm^2)	≤200
大肠菌群	不得检出
金黄色葡萄球菌	不得检出

解析

标准对清洁织物的卫生质量提出了要求,包括三个指标:①感官指标;②物理指标;③微生物指标。其中微生物指标中规定:细菌菌落总数小于或等于 200 CFU/100 cm^2,这是一方面考虑与 GB15982-2012《医院消毒卫生标准》对消毒后低度危险性医疗器材的规定保持一致性;另一方面,文献《医用织物洗涤消毒技术规范》编制概况与解读通过在湖北、山东、山西三省开展的医用织物洗涤(消毒)前后微生物指标检测验证而得出的,是符合我国实际且完全可行的。

⑫ 如何进行有效的医院医用织物洗涤消毒？

答案：（1）洗涤周期与消毒过程的选择：洗涤周期包括预洗、主洗、漂洗、中和四个步骤。对需实施消毒处理的医用织物宜选择在预洗或主洗其中的一个步骤中完成。

（2）装载程度：医用织物洗涤时的装载量不应超过洗涤设备最大洗涤量的 90％，即每 100 kg 洗涤设备的洗涤量不超过 90 kg 织物。

（3）预洗：①预洗：是指用温度不超过 35 ℃的水，去除水溶性污垢的冲洗过程。②普通污染织物的预洗：应采用低温、高水位方式，洗涤时间不应少于 10 分钟。③感染性织物的预洗：在预洗环节宜对感染性织物做消毒处理，应根据感染性织物使用对象和污渍性质、程度不同，参照 WS/T367 规定选择下列适合的消毒方法进行处理。

对于被细菌繁殖体污染的感染性织物，可使用 250～500 mg/L 的含氯消毒剂或相当剂量的其他消毒剂，洗涤 30 分钟。

对已明确被气性坏疽、突发不明原因传染病的病原体或其他传染病有明确规定的感染性织物，可使用 2 000～5 000 mg/L 的含氯消毒剂或相当剂量的其他消毒剂，洗涤 30～60 分钟。

对可重复使用的医用布巾、地巾（包括可拆卸拖把布/拖把头）的清洗消毒，应参照 WS/T367 规定，使用 500 mg/L 的含氯消毒剂或相当剂量的其他消毒剂，洗涤 30 分钟。

（4）主洗：主洗分为热洗涤和冷洗涤两种洗涤方法。根据被洗涤医用织物的污染情况可加入碱、清洁剂或乳化剂、消毒洗涤原料。洗涤、消毒方法和程序应按下列要求选择进行。①热洗涤方法：水温大于 70 ℃，洗涤时间不少于 25 分钟或水温大于或等于 90 ℃，洗涤时间不少于 10 分钟。除本规范 A.2.3.3 规定的之外，对外观有明显血液、体液、分泌物、排泄物等污渍，并已明确有传染性的感染性织物，宜选择该洗涤方法，并在密闭状态下进行洗涤与消毒。②冷洗涤方法：对不耐热的医用织物如受热易变形的特殊织物（化纤、羊毛类织物），应选用水温小于或等于 70 ℃的冷洗涤方法处理。在该环节选择对使用后医用织物实施消毒处理的，消毒方法应按本规范 A.2.3.3

执行,并应遵循先消毒再进行常规洗涤原则;若选择的消毒剂与洗涤剂(清洁剂或乳化剂等)无拮抗作用,亦可同时加入消毒剂和洗涤剂进行洗涤与消毒。

(5)去污渍:

1)局部的污渍处理应遵循"先干后湿,先酸后碱"的原则。

2)不能确定污渍种类时,其局部的污渍处理可采取下列程序:①使用有机溶剂,如丙酮或乙醇。②使用洗涤剂。③使用酸性溶液,如氟化氢钠、氟化氢氨;若为小块斑渍,可使用氢氯酸溶液。④使用还原剂或剥色剂的温溶液,如连二亚硫酸钠或亚硫酸氢钠。⑤使用氧化剂,如次氯酸钠(液体漂白剂)或过氧化氢。该洗涤程序应按顺序进行,每一步程序之间均应将被洗涤的织物充分过水。

(6)漂洗:通过稀释的方法去除被洗涤医用织物中所有悬浮污渍和残留化学洗剂,每次漂洗时间不应低于3分钟,每次漂洗间隔应进行一次脱水,漂洗次数应不低于3次。

(7)中和:对最后一次漂洗时的水应进行中和,中和后水中的pH应为6.5~7.4。

(8)烘干与整理过程:①医用织物洗涤后宜按织物种类选择进行熨烫或烘干,烘干温度应不低于60℃。②洗涤后清洁织物整理主要包括熨烫、修补、折叠过程,其过程应严防洗涤后清洁织物的二次污染。为避免织物损伤和过度缩水,清洁织物熨烫时的平烫机底面温度不宜超过180℃。③烘干及其整理过程中应进行质量控制,如烘干前应检查洗涤后的清洁织物是否干净,发现仍有污渍的医用织物需重新进行洗涤等。

解析

据文献报道,医院感染暴发原因的频率从高到低依次为患者自身、医疗器械、医院环境、医务人员、污染药品、污染食物、患者护理设备和用品。医用织物可通过与住院患者直接接触,或通过医务人员的手间接接触而在感染传播过程中发挥一定作用。因此,应根据医用织物的风险分类和微生物污染的种类采取不同的处理方式。根据Spaulding 分类方法,除了手术衣、手术铺单等属于高度危险物品,需灭菌之外,其他大部分医用织物均属于低度危险物品,应采取清洁洗涤或低水平以上的消毒处理。另外,感染性织物要根据微生物污染的特点、种类以及污染的程度采取相应的消毒措施。非感染性织物要先洗涤后消毒,并且要根据织物的使用对象、污染程度选择清洗和消毒的方法。新生儿、婴儿的织物应该专门洗涤,手术室的织物应进行单独洗涤。其他的布巾、地巾同样推荐进行单独洗涤。感染性织物不推荐使用手工洗涤方式,应首选热洗涤,并采用专机洗涤和消毒的方式。对特殊患者感染的织物,要根据病原体的种类选择正确的消毒方法。

⑬ 如何对清洁织物表面微生物进行采样与检测?

答案:（1）采样方法:①对衣物等清洁织物样品,可在洗涤消毒等工序完成后于规定的储存时间内采样,送检时间不应超过 4 小时;若样品保存于 0~4 ℃时,送检时间不应超过 24 小时。②衣物等清洁织物表面的采样:随机抽取衣物等清洁织物,将衣物等内侧面对折并使内侧面和外侧面同时暴露,用 5 cm×5 cm 灭菌规格板放在其两面暴露部位的中央或上下两部 25 cm² 的面积范围内,用 1 个浸湿无菌采样液(0.03 mol/L 磷酸盐缓冲液或生理盐水)的棉拭子在规格板内横竖往返各涂擦 5 次,涂擦过程中同时转动棉拭子,连续采样 4个规格板面积(各采样点不应重复采取),共采集 100 cm²,用灭菌剪刀剪去或折断棉签上手接触的部分,将棉拭子放入 10 mL 采样液管内送检。若进行金黄色葡萄球菌检测,需按上述方法另采集 10 mL采样液,采样面积大于等于 100 cm²。

（2）微生物指标检测方法

1）菌落总数

● 检测方法:按照《医院消毒卫生标准》进行。

- 检测步骤：按照《医院消毒卫生标准》进行。
- 结果与报告：按照《医院消毒卫生标准》进行。

2）大肠菌群

- 检测方法：参照《一次性使用卫生用品卫生标准》进行。
- 检测步骤：取样液 5 mL，加入 50 mL 的双倍乳糖胆盐发酵管内，置(36±1)℃培养 24 小时，若乳糖胆盐发酵管不产酸不产气，则可报告大肠菌群阴性。若乳糖胆盐发酵管产酸产气，则从该管中转种伊红亚甲蓝琼脂平板，置(36±1)℃培养 24 小时，观察菌落形态。菌落呈黑紫色或红紫色，圆形，边缘整齐，表面光滑湿润，常具有金属光泽；也有的呈紫黑色，不带或略带金属光泽；或粉红色，中心较深。挑取可疑菌落进行革兰染色镜检，同时接种乳糖发酵管 37 ℃。
- 结果与报告：凡乳糖发酵管产酸产气，革兰染色为阴性无芽孢杆菌，即可报告被检样品检出大肠菌群。

3）金黄色葡萄球菌

- 检测方法：按照《化妆品微生物标准检验方法：金黄色葡萄球菌》进行。
- 检测步骤：取样液 10 mL，加入盛有 90 mL7.5％氯化钠肉汤或 10％氯化钠胰酪胨大豆肉汤的无菌锥形瓶(瓶内可预置适当数量的无菌玻璃珠)中，振荡混匀。置(36±1)℃培养 24 小时。
- 结果与报告：按照《化妆品微生物标准检验方法：金黄色葡萄球菌》进行。

（3）清洁织物 pH 测定。采样方法：抽取有代表性的清洁织物 2～3 件(具体数量应满足测试需要)，供相关实验室做 pH 测定。测定方法按照《纺织品水萃取液 pH 的测定》进行。

解析

清洁织物卫生质量要求包括三个方面的指标，分别为感官指标、物理指标和微生物指标。感官指标应每批次进行检查，要求其外观应整洁、干燥，无异味、异物、破损；物理指标应根据工作需要对清洁织物表面的 pH 进行测定,达到 6.5～7.5,而"中和"后最后一次漂洗水的 pH 应为 5.8～6.5;微生物指标包括细菌菌落总数、大肠菌群和金黄色葡萄球菌,应根据工作需要或怀疑医院感染与医用织物有关时进行检测。在此建议各单位,按照国家卫生计生委国卫办医函(2015)708 号的要求,定期或不定期开展清洁织物的微生物指标监测。本标准中规定的清洁织物细菌菌落总数小于或等于 200 CFU/100 cm^2,一方面与《医院消毒卫生标准》中低度危险性医疗器材的规定保持了一致性;另一方面,通过本标准研制小组在湖北、山东、山西三地开展的清洁织物卫生质量验证性调查表明,菌落总数的 70% 为 150 CFU/100 cm^2,75% 为 20 CFU/100 cm^2,说明其菌落总数为小于或等于 200 CFU/100 cm^2 的判定标准,是符合我国实际的,也是完全可行的。而"大肠菌群"和"金黄色葡萄球菌",则分别代表着粪便污染和皮肤感染的指标菌。

⑭ 如何判断医院医用织物洗涤消毒是否达标?

答案:①感官指标:洗涤后的医用织物外观整洁,干燥,无污渍,无异味,无异物,无破损。②微生物指标:医用织物洗涤消毒后的微生物指标见表 4‐3。

表 4‐3　医用织物洗涤消毒后的微生物指标

项　　目	指　　标
细菌总数	≤200 CFU/100 cm^2
大肠菌群	不得检出
化脓性致病菌	不得检出

注:化脓性致病菌包括乙型溶血性链球菌、金黄色葡萄球菌及铜绿假单胞菌;婴儿用医用织物还应进行沙门氏菌属检测。

解析

　　清洁织物微生物指标要求，美国 TRSA《用于医疗卫生行业可重复使用织物生产卫生清洁标准》中对清洁织物最低菌落总数规定为小于或等于 20 CFU/dm^2，与我国正在编制的《可重复使用医用织物洗涤消毒技术规范》中拟规定的洗涤消毒后清洁织物菌落总数小于等于 200 CFU/100 cm^2 的判定标准不同。主要是由于该卫生行业标准编制小组专家在标准研制期间，对湖北、山东、山西三地洗涤消毒后清洁织物卫生质量开展的验证性现状调查显示，共采集 380 件样品，70％的菌落总数为 150 CFU/100 cm^2，75％的菌落总数为 250 CFU/100 cm^2；同时参考我国现行《医院消毒卫生标准》中对低度危险性医疗器材消毒后菌落总数的要求，我国现阶段的清洁织物菌落总数定为小于或等于 200 CFU/100 cm^2 是符合国情并实际可行的标准。

⑮ 对于洗涤消毒后的医院织物做出的凭证及保存方法是什么？

　　答案：洗涤（消毒）服务机构建立的各项卫生制度，开展的相关卫生质量检测资料、日常质检记录，以及所使用的消毒剂、消毒器械有效证照（复印件）、从业人员健康体检证明等资料应建档备查。资料保存期宜为三年。保存方法：使用后医用织物和洗涤后清洁织物收集、交接时，应有登记记录。交接、验收记录应至少包括医用织物的名称、数量、外观、洗涤消毒方式、交接时间以及医院和洗涤（消毒）服务机构的名称、交接人与联系方式等信息。记录单据宜一式三联，有质检员和交接人签字，必要时加盖洗涤（消毒）服务机构公章，并双方存查。记录的可追溯期为 6 个月，保存期宜为 1 年。

解析

　　①洗衣房的各项相关制度、风险责任协议书、微生物监测报告，以及所用消毒剂、消毒器械的有效证明（复印件）等资料应建档备查，

及时更新。②使用后医用织物和清洁织物收集、交接时,应有记录单据,记录内容应包括医用织物的名称、数量、外观、洗涤消毒方式、交接时间等信息,并有质检员和交接人员签字;记录单据宜一式三联。从事医用织物洗涤服务的社会化洗涤服务机构还应有单位名称、交接人与联系方式并加盖公章,供双方存查、追溯。日常质检记录、交接记录应具有可追溯性,记录的保存期应大于或等于6个月。

（李玲玲）

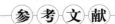

参 考 文 献

［1］ 梁建生.医用织物洗涤场所建筑布局设计与建设要求[J].中国消毒学杂志,2017,34(11):1062-1063.

［2］ 梁建生,许慧琼.《医院医用织物洗涤消毒技术规范》释义[J].中华医院感染学杂志,2017,27(15):3377-3381.

［3］ 梁建生.《医用织物洗涤消毒技术规范》编制概况与解读[J].中国医院建筑与装备,2017,18(05):23-25.

［4］ 班海群.医用织物洗涤的原则与措施[J].中国医院建筑与装备,2017,18(5):26-27.

［5］ 赵东方.天津市医用织物洗涤现状与发展[J].中国医院建筑与装备,2017,18(5):28-29.

［6］ 梁建生,巩玉秀,邓敏,等.国内外医用织物洗涤消毒管理现状及新动态[J].中华医院感染学杂志,2016,26(21):5029-5031.

［7］ 查玉梅.医院内污染织物收集转运过程感染管理现状调查[J].齐鲁护理杂志,2016,22(15):61-63.

［8］ 梁建生,邓敏.美国医用织物洗涤消毒考察与启示[J].中国感染控制杂志,2015,14(5):353-354,356.

［9］ 陈晓婷,梁建生,邓斌.医院社会化洗涤污染织物收集转运过程中医院感染质量控制[J].中国消毒学杂志,2012,29(7):653-654.

［10］ 湖北省质量技术监督局.可重复使用医用织物洗涤消毒技术规范(DB42/T802-2012)[S].2012.

练 习 题

一、单选题

1. 盛装感染性织物的收集袋为

  A. 绿色　　　　　B. 红色　　　　　C. 黄色　　　　　D. 橘红色

2. 专用水溶性包装袋的装载量不应超过包装袋的

  A. 1/3　　　　　B. 1/2　　　　　C. 2/3　　　　　D. 3/4

3. 病区暂存场所内使用的专用存放容器应至少（　　　）清洗一次

  A. 1 天　　　　　B. 3 天　　　　　C. 1 周　　　　　D. 2 周

4. 清洁织物存放架距地面高度

  A. 15～20 cm　　B. 20～25 cm　　C. 10～20 cm　　D. 25～30 cm

5. 清洁织物存放架离墙距离

  A. 5～10 cm　　B. 20～25 cm　　C. 10～20 cm　　D. 25～30 cm

6. 清洁织物存放架离天花板距离

  A. ＞30 cm　　　B. ＞35 cm　　　C. ＞40 cm　　　D. ≥50 cm

7. 对洗涤设备采取高温热洗涤方法进行消毒处理时,水温及时间应为（　　　）℃

  A. 60 ℃；≥30 分钟　　　　　　　B. 65 ℃；≥30 分钟

  C. 70 ℃；≥30 分钟　　　　　　　D. 75 ℃；≥30 分钟

8. 每（　　　）对工作人员手、物体表面进行一次卫生学抽检

  A. 3 个月　　　　B. 半年　　　　C. 1 年　　　　D. 2 年

9. 污染区室内机械通风的换气次数宜达到（　　　）次/小时

  A. 6　　　　　　B. 8　　　　　　C. 10　　　　　D. 12

10. 蒸汽消毒时间宜大于等于（　　　）分钟

  A. 10　　　　　B. 15　　　　　C. 20　　　　　D. 25

11. 清洁织物细菌菌落总数应符合

  A. ≤100　　　　B. ≤150　　　　C. ≤200　　　　D. ≤250

12. 医用织物收集交接单保存期应≥

  A. 3 个月　　　　B. 6 个月　　　　C. 1 年　　　　D. 2 年

13. 洗涤周期不包括

  A. 分类　　　　　B. 预洗　　　　　C. 漂洗　　　　　D. 中和

14. 医用织物洗涤时的装载量不应超过洗涤设备最大洗涤量的

A. 70%　　　　B. 80%　　　　C. 85%　　　　D. 90%

15. 预洗水温应为

A. 40 ℃　　　　B. 45 ℃　　　　C. 50 ℃　　　　D. 55 ℃

二、多选题

16. 医院织物的可分为以下几类

A. 清洁织物　　B. 感染型织物　　C. 脏污织物　　D. 污染性织物

E. 干净织物

17. 医院医用织物洗涤消毒应从哪几个方面进行管理

A. 医院管理　　B. 洗衣房管理　　C. 人员防护要求　D. 建筑布局要求

E. 社会化洗涤管理

18. 有效的医院医用织物洗涤周期包括

A. 干洗　　　　B. 预洗　　　　C. 主洗　　　　D. 漂洗

E. 中和

19. 医院医用织物洗涤消毒应遵循的原则有

A. 先洗涤后消毒

B. 根据医用织物使用对象和污渍性质、程度不同,应分机或分批洗涤、消毒

C. 新生儿、婴儿的医用织物应专机洗涤、消毒,不应与其他医用织物混洗

D. 手术室的医用织物(如手术衣、手术铺单等)宜单独洗涤

E. 布巾、地巾宜单独洗涤、消毒

20. 对社会化洗涤机构污染织物收集转运过程中,医院进行医院感染质量控制时应做到以下几点

A. 医院应完善织物收集转运管理制度,污染织物暂存转运管理制度

B. 应明确各职能部门职责,感染科、护理部、总务科协同管理,感染科充分返回监督管理作用

C. 加强收集、转运人员医院感染知识培训

D. 明确污染织物分类处置原则

E. 强化收集过程危险控制点管理

[答案]

1. D	2. C	3. C	4. B	5. B
6. D	7. D	8. B	9. C	10. B
11. C	12. B	13. A	14. D	15. A
16. ABC	17. ABCD	18. BCDE	19. ABCDE	20. ABCDE

第五章

病区医院感染管理规范

1 医院普通病区病房布局与设计如何？

答案： 新建、改建病房（室）宜设置独立卫生间，多人房间的床间距应大于 0.8 m，床单位之间可设置隔帘，病室床位数单排不应超过 3 床；双排不应超过 6 床。

解析

国内护理单元病房型制在 20 世纪七八十年代一直以多床病房为主，占主导地位的是 6 床和 8 床，其数占护理单元病房数的 50%～70%。现代医院设计更加注重人性化，新建医院的病房型制一般有 3 人间、2 人间、单人间以及少数多人间等，其中以 3 人间和 2 人间为主，单人、多人间（4 或 6 床）的设工可以满足不同经济条件患者的需求。护理单元除包含诊断、治疗、护理功能之外，对于患者而言更是一个生活空间。我国护理单元的规模一般在 40 张床左右。国外则有多有少：日本一个护理单元一般为 45～60 张床，床位数较多。而在欧洲每组护理范围安排：6～24 张床（德国医院协会数据），床位数较少。在未来的医院设计中，护理单元的规模将趋向少床化。这是由于少床病房有助于控制和减少交叉感染，提高使用率和护理效能，并具有一定的私密性，能够减少与该床无关的探视和医护人员的干扰，有利于患者的休养和恢复。因此，少床病房在护理单元中的比例将越来越大。当前在新建医院的住院病房中 2 床及 3 床病房所占比例较大。尤其是 3 床病房在数量以及床位数总体比例上不断上升成为主要的病房型制。

❷ 本规定特意指出："各病区医院感染管理小组应结合本病区医院感染防控工作特点制定相应的医院感染管理制度、防控措施及流程"，意义何在?

答案：在 2000 年颁布的《医院感染管理规范(试行)》中没有该要求，而且随着人们对医院感染管理工作逐渐重视和国家不断下发的各项法规、规范等，各医院都在不断完善医院的医院感染管理制度，在完善医院层面的医院感染管理制度基础上，逐渐渗透到具体各个部门，但很多医院主要集中在感染高风险科室，在普通病区，具有本病区特色的医院感染管理制度并不完善甚至缺乏。其实在医院感染管理过程中，大家都非常清楚的一点就是，不同病区医院感染特点、医院感染防控重点是不一样的，因此采取的防控举措也应有所区分，而制度是执行的前提，因此本标准将此要求明确提出来，就是希望各医院在病区的医院感染管理中，从实际出发，从细节出发，将工作做到实处。

解析

医院感染管理小组负责本病区医院感染管理的各项工作，结合本病区医院感染防控工作特点，制定相应的医院感染管理制度；并组织实施。根据本病区主要医院感染特点，如医院感染的主要部位、主要病原体、主要侵袭性操作和多重耐药菌感染，制定相应的医院感染预防与控制措施及流程，并组织落实。

(1) 建立健全病区管理制度：建立病区规范、科学的感染控制管理模式，包括：消毒隔离、清洁卫生、一次性医疗用品管理、自我防护等方面；健全病区管理制度，周期性对全科人员进行医院感染管理制度和条例的温习，各项消毒隔离任务具体落实到各班职责，特别是有可能危害健康的操作应该严格按照规章制度、程序执行；培养严格的无菌观念及加强"慎独"精神。每月进行空气、物体表面、无菌物品、工作人员手等各项指标监测，并且由护士长不定期抽查落实情况，结果均要合格。

（2）加强呼吸道传染的控制：有空调的病区，在夏冬季每日通风3次，每次30分钟，通风时间易安排在早扫床后、中午就餐后、下午停止探视后，使室内空气更新鲜。同时保持走廊与安全通道相互通风，也可在病房通风时与走廊间接通风。在遇到像有甲型 H1N1 流感发生时，医护人员、探视及陪伴人员应戴口罩，达到预防相互传播的目的。工作人员一旦发生呼吸道感染，应立即休息；患者有呼吸道感染疾病应戴口罩并限制其活动，对新入院的患者应集中收治，相对隔离后再调床，以减少交叉感染的机会。

（3）床单位消毒：现代化的医院应设立床单位消毒中心，对每例出院患者整体床单位进行消毒、更换，对被污染的棉絮、褥、枕芯及时更换新的或清洁的。

（4）做好保护性隔离操作：在护士进行侵入性操作时做好各项保护性隔离措施，如静脉穿刺、输液、倒各种引流液时必须戴手套操作，护士进入病房戴口罩，在查房时使用手消毒液。当皮肤有损伤时，勿进行接触患者体液操作；对有消化道传染性疾病的房间配备手消毒液及隔离衣，医护人员工作服应每周换洗2～3次。

（5）护理用具消毒：在现代化医院里，所有医疗护理操作用具应尽量使用一次性医疗物品；对反复性使用的物品，也应由供应室集中消毒灭菌，如止血带、氧气湿化瓶、负压吸引瓶、呼吸机管路等，确保消毒合格。

（6）建立健全病区消毒隔离监控制度：制定操作台、地面、病房、各种物品的消毒规范流程，定期监测紫外线灯强度；监测病区治疗室、药疗室、换药室的空气、物体表面消毒，使其规范达标并有记录。

❸ 皮肤消毒剂如碘伏、碘酊、酒精等的使用时限是几天?

答案:2009 年《医院感染规范》未明确提出,此次规范明确指出开瓶后使用的有效期应遵循厂家的使用说明,无明确规定使用期限的应根据使用频次、环境温湿度等因素确定使用期限,确保微生物污染指标低于 100 CFU/mL,连续使用最长应小于或等于 7 天。

解析

碘伏消毒液是一种以表面活性剂为载体和助溶剂制成的含碘无定型复合物,主要通过释放单质碘起杀菌作用,表面活性剂可以增强碘的水溶性,延长有效作用时间,保持较长时间的杀菌作用,且表面活性剂本身也具有一定的消毒作用,可以形成一层保护膜,有利于单质碘发挥作用,提高碘伏的杀菌效果。按照《消毒技术规范》的要求,碘伏皮肤消毒液的有效碘含量为 2.5~5.0 g/L,使用中的碘伏皮肤消毒剂随着使用时间的延长和使用频率的增加其有效碘的含量持续下降,春季有效碘平均衰减率为 1.28%,秋季有效碘平均衰减率为 0.83%,在不同季节有效碘的含量变化差异有统计学意义($P<0.01$)。在医院感染诸多因素中,消毒液的污染是一个重要问题,按照卫生部消毒技术规范的要求,标准消毒液染菌量小于 100 CFU/mL,实验结果显示,使用中的碘伏消毒液在 7 天内未检出致病菌。从实验结果来看,原装塑料瓶装碘伏消毒液开启后立刻关闭,可避免来自空气的污染。国内谭明伟等人做过研究,以某品牌复合碘皮肤消毒剂,最小包装单元为装量 60 mL 塑料瓶装为例,在春季和夏季复合碘皮肤消毒剂打开包装瓶后,持续使用 1 周内,染菌量均未超标(表 5-1);但随使用时间延长,夏季的消毒液污染速度更快,存在的污染风险更大。

乙醇具有性质稳定、作用快等优点,属于中效消毒剂。成静等研究结果表明,虽然使用中的 75% 乙醇浓度会随着开启时间增加而有所下降,但是开启 7 天内的浓度仍在厂家标示的浓度(75%±5%)之内,本规定的皮肤消毒液的染菌量标准,开启 7 天内的细菌培养结果

表 5-1 消毒液开启后不同季节使用期限观察

采样时间	采样数	春季合格率(%)	夏季合格率(%)
3	36	100.00	100.00
5	36	100.00	100.00
7	36	100.00	100.00
10	36	94.44	69.44
14	36	83.33	5.56
总计	180	95.56	75.00

合格,认定茂康75%乙醇消毒液在开启后的第 7 天仍具有高效安全的消毒效果。

(1) **消毒剂的污染原因**:日常工作中,消毒剂污染的原因有很多。①部分医务工作者无菌观念较差,思想上不够重视,误以为消毒液不可能生长微生物,在使用过程中疏于管理,存在超期使用的现象。②未养成良好的工作习惯,如随取随盖。个别医务人员甚至在工作中出现违反无菌操作的行为,如污染的镊子和无菌的镊子混用,将无菌镊子用于消毒或换药消毒,棉球不够时直接用使用过的镊子从消毒缸内夹取。③盛装消毒液的容器消毒不合格。④浸泡的器械若未彻底洗净,会直接影响消毒效果,造成消毒液被污染。未做处理或仅进行了初步处理、浸泡消毒前未擦干水、器械表面有机物未能彻底清除等将会直接或者间接造成消毒液污染。⑤个别科室出于经济利益考虑,对过期或上次剩余的消毒液倒入新更换的消毒瓶中。由于消毒液会发生降解,随着消毒液使用时间的延长等因素,造成消毒液浓度下降而造成污染。

(2) **防范消毒剂污染的对策**:①统一采购。选择有资质、证件齐全、合法的供货单位及产品,坚持少量多次的进货原则,索取每批质量检验报告并建立管理档案。②通过宣传、教育并强调无菌操作的重要性,促使工作人员建立严格的无菌操作观念,养成无菌操作的习惯,特别是对新进院"三生(新职工、实习生、进修生)"进行消毒及无菌知识培训。③定期对科室使用中的消毒液进行监测,确保使用中消毒液的有效浓度,使用中严格遵守无菌原则。④根据不同季节消毒剂的稳定性及杀菌效果不同和本科室使用的频率,制定消毒液更换制度,务必使科室每个工作人员牢记。如夏季可对易挥发的消毒液和使用频繁的消毒剂缩短使用期限,如乙醇、碘酒换药用消毒棉球宜在 24 小时内用完等。禁止在残留消毒液中添加消毒液或将残留的消毒液倒入新更换的容器内。⑤医院感染科制定每月抽查、定期检测制度,把相关结果及时反馈给相关科室,把消毒液的使用管理纳入医院综合目标考评项目,与绩效挂钩,坚持科室自查、医院感染科与护理部督查以及医院感染科抽样监测相结合等多种形式,以便及时分析原因,采取措施,确保消毒液在有效浓度范围内,预防院内感染发生。

❹ 为什么在普通病房也要设立隔离房间?

答案: 2009 年《医院感染规范》未提及,该规范要求设有适于隔离的房间,这是在病区设计时容易忽视的地方。每个病区在诊疗过程中经常会碰到很多需要隔离的患者,如多药耐药菌感染或定植、肠道及呼吸道传染病患者,在发现的第一时间不可能及时转走,有的甚至需要治愈后直接从病区出院,因此为了更好地进行医院感染防控和患者的安排,此项规定:整个病区需要设定一间病室用于隔离,以减少外源性感染的发生。

解析

　　近年来,结核杆菌的耐药,SARS、H5N1 禽流感、甲型 H1N1 流感的出现和流行,提示我们,传染病时刻威胁着人类的健康,人类在防控传染病方面仍然任重而道远。传染病的防控正在被全世界的医学界所关注。隔离是传染病预防与控制工作的重要一环。护理工作具有与患者接触最多的工作特性,因此护理人员强化隔离意识,严格遵守隔离工作规范,对于保护患者和护士的安全具有重要的现实意义。

之前我国隔离预防工作中存在的主要问题:①隔离预防意识及知识欠缺、观念落后;②隔离预防工作不规范;③建筑布局不合理;④医务人员防护不规范;⑤对经接触传播疾病尤其是多重耐药菌感染的隔离认识不足,2009年颁布的《医院隔离技术规范》针对这些问题,做了详细的规范,指导临床科室如何规范地进行隔离预防工作。主要介绍医院隔离的管理要求,建筑布局与隔离要求,医务人员防护用品的使用,不同传播途径疾病的隔离与预防及其他。医院隔离管理的要求:是对医院隔离工作管理的基本要求,也是指导医院开展隔离工作的基础。建筑布局与隔离要求:主要强调在医院新建、改建与扩建工作中应事先考虑隔离预防的需要,应根据医院不同部门,如门诊、急诊、普通病房、ICU、手术室等的特点,从建筑布局上满足隔离预防工作的需要,同时不同部门应根据临床工作的特点,制定不同的隔离制度并落实。医务人员防护用品的使用:主要强调防护用品的使用原则和不同种类防护用品,如口罩、隔离衣(防护服)、护目镜、手套等的具体使用方法,对指导、规范医务人员防护用品的使用具有重要作用。不同传播途径疾病的隔离与预防:隔离预防的原则,以标准预防为基础,同时将疾病的传播途径主要分为3类,即经空气、经飞沫和接触传播,根据疾病传播途径的不同,列举了相应的隔离措施与防护要求,供医院在实际工作中应用。同时也指出,某些疾病不止一种传播途径,这时采取单一途径的隔离措施,防控效果就不佳,因此应采取多种隔离预防措施,如甲型H1N1流感的预防,就应采取经飞沫和接触传播两种途径的隔离措施。做好患者的隔离与隔离标识的有关要求,如对SARS、甲型H1N1患者,如何做好相应的隔离工作。其他还包括常用防护用品,如口罩、护目镜或防护面罩、无菌手套、隔离衣与防护服的戴摘或穿脱方法,对规范临床医务人员防护用品的使用具有重要作用;隔离还包括常见传染病传染源、传播途径及隔离预防,常见传染病潜伏期、隔离期和观察期以及常见多重耐药菌感染患者的隔离措施等。

❺ 如何理解"治疗室等诊疗区域没有与室外直接通风条件的,应配置空气净化装置"?

答案:2009 年《医院感染规范》并没有对"空气净化装置"做成详细的说明,该版本指出空气净化装置只要能使本区域空气质量达到《医院空气净化管理规范》的要求,并为国家合格产品即可,包括《医院空气净化管理规范》中的合格方法如集中空调通风系统、紫外线灯、空气消毒器等,不要狭义理解成空气洁净系统。

解析

空气净化消毒装置即去除集中空调通风系统送风中微生物、颗粒物质和气态污染物的装置。空气净化(air cleaning)是指降低室内空气中的微生物、颗粒物等使其达到无害化的技术或方法。在医院感染控制中的作用极其重要,为预防和控制医院感染提供了有效的手段。主要的空气净化方法有:自然通风、集中空调通风系统、空气洁净技术、紫外线消毒、循环风紫外线空气消毒器以及化学消毒法。在此缺乏直接通风条件的医院诊疗区域,还有很多其他的选择。

(1)集中空调通风系统:安装通风系统配套消毒装置,可以达到空气消毒,预防交叉感染的作用。有试验表明,在 151 m³ 房间内的集中空调通风系统的进出风口各安装一台配套空气消毒装置,开启通风系统和消毒装置运行 30 分钟,对室内空气中自然菌的平均消除率可达到 90%以上。GB15982 - 2012《医院消毒卫生标准》规定,呼吸道发热门诊及其隔离留观病室(区)、呼吸道传染病收治病区如采用集中空调通风系统的,应在通风系统安装空气消毒装置。

(2)室内空气层流净化技术:室内空气层流净化技术在医疗机构的成功应用明显改善了医疗机构室内空气质量,有效控制了医院感染,特别是空气传播的呼吸道感染的发生。层流净化是目前公认较为理想的用于医院手术室动态空气净化的措施。但因其设备昂贵，并应有特定设置要求，目前在中小医院尚未普及。目前许多发达国家和地区在病房大楼内均使用空气净化设备，取得较好的空气连续净化效果。层流洁净技术并非一劳永逸，需要精心使用和管理维护，严格分区管理，保持各通道之间的有效隔离，防止交叉和逆流。净化区域管理强调，每日启动净化系统运行之前要做好所有洁净区域卫生清理，最大限度地降低室内表面污染物，保持较高的表面卫生质量。根据我国的实际情况，层流设备因造价和使用费用较高，尚不能达到全面普及。

（3）紫外线消毒：紫外线消毒适用于无人状态下室内空气的消毒。在室内无人状态下，采用紫外线灯悬吊式或移动式直接照射消毒。灯管吊装高度距离地面 $1.8 \sim 2.2$ m。安装紫外线灯的数量为平均大于或等于 1.5 W/m^3，照射时间大于或等于 30 分钟。有操作简便、经济实用、对周围环境和物品无污染、无损害等优点，消毒效果明显；但人员进入后空气中细菌总数迅速回升，也存在能量低、杀菌强度不易控制等缺点。紫外线消毒效果受到灯管质量、照射时间、消毒距离、温度、湿度、灯管清洁等多方面因素的影响。朱盛伟等研究表明，促进房间内的空气流动能明显提高紫外线杀菌效果。同时紫外线的穿透性差，其射线易受物体遮挡形成死角，还会刺激皮肤黏膜及眼睛，对人体造成伤害，因此其在临床中的应用受到限制。在紫外线消毒时，应注意保持紫外线灯表面清洁，每周用无水乙醇擦拭一次，发现灯管表面有灰尘、油污等时，应随时擦拭；房间内应保持清洁干燥，减少尘埃和水雾。温度小于 20 ℃或大于 40 ℃时，或相对湿度大于 60%时，应适当延长照射时间；室内有人时不应使用紫外线灯照射消毒。

（4）臭氧消毒法：臭氧是一种广谱、高效消毒剂，氧化作用极强，反应速度快，有很好的消毒、除臭作用。臭氧消毒适用于无人状态下病房、口腔科等场所的空气消毒和物体表面的消毒。由于臭氧具有消毒无死角、消毒时间长和消毒后无残留等优点，其一直被应用在消毒学领域,特别在空气消毒方面,臭氧的消毒效果比紫外线消毒效果好。臭氧联合其他消毒剂或消毒设备一起进行空气消毒,能够取得很好的消毒效果。臭氧协同过氧化氢对血站采血室空气进行消毒,其杀灭率为 94.3%,比单独使用臭氧的 87% 和单独使用过氧化氢的88% 高。高浓度的臭氧会对人体组织和器官造成损害,引起肺水肿和哮喘等,因此,臭氧消毒需要在无人的情况下进行。空气消毒在封闭空间内、无人状态下,相对湿度在 65% ~ 85% 条件下,采用 20 mg/m³ 浓度的臭氧,作用 30 分钟,对自然菌的杀灭率达到 90% 以上。消毒后应开窗通风大于或等于 30 分钟,人员方可进入室内。注意在有人情况下,室内空气中允许臭氧浓度为 0.16 mg/m³。

(5) 空气消毒效果监测:对于监测频率,医院应对感染高风险部门每季度进行监测。洁净手术部(室)及其他洁净场所,新建与改建验收时以及更换高效过滤器后应进行监测;遇医院感染暴发怀疑与空气污染有关时随时进行监测,并进行相应致病微生物的检测。

6 **规定"要求病区医务人员应根据本病区医院感染防控主要特点开展针对性风险因素监测",病区医务人员怎么做?**

答案: 医院病区医务人员应根据本病区医院感染防控特点,如本病区感染的主要部位、主要病原体、主要侵袭性操作和多重耐药菌感染,展开针对性风险因素监测,并按照医院要求配合医院感染管理部门开展医院感染及其相关监测,包括医院感染病例监测、医院感染目标性监测、医院感染暴发监测、多重耐药菌感染的监测等。

解析

这是理念的转变,以往 2009 年版指南虽有给出此理念,但是并没有对其给予详细的说明。以往大家都习惯认为医院感染管理工作是医院感染管理部门人员的工作,与其他人无关,其实不然,医院感染管理部门人员只是监督管理人员,负责顶层设计,具体实施是临床医务人员的本职工作,诊疗护理工作中减少患者发生感染的风险,是他们职责所在,是他们工作的一部分,因此监测患者感染情况、分析患者感染高风险因素也应是由临床医务人员主导。若感染防控措施不到位,医院感染暴发将随之而来。陈萍等人检索近30年国内医院感染暴发事件共352起,感染7 656人,病死341人。感染病原体以细菌、病毒为主,占91.48%;主要传播途径为接触传播(44%)、医源性传播(43.18%)。夏季医院感染暴发事件发生概率最高(35.51%,125/352);婴幼儿是感染暴发事件中的最大受害者(占43.9%),新生儿病死率达84.58%(192/227)。普通级医院(省、市、县级医院)是感染暴发事件的高发区(73.58%,259/352);感染部位主要为肠道(32.07%)、下呼吸道(26.19%)、血液系统(24.07%);医务人员手交叉感染、血液制品污染、消毒隔离措施不到位、违反操作规程等是感染事件暴发的主要原因。医院感染的发生有一定规律可循,应针对其暴发流行的特征制定干预措施,有效预防、控制感染的暴发。

(1) 医院感染监测定义:即长期系统连续地收集、分析医院感染在一定人群中的发生、分布及其影响因素,并将监测结果报送和反馈给有关部门和科室,为医院感染的预防、控制和管理提供科学依据。

(2) 监测的管理与要求

1) 医院应建立有效的医院感染监测与通报制度,及时诊断医院感染病例,分析发生医院感染的危险因素,采取针对性的预防与控制措施。并应将医院感染监测控制质量纳入医疗质量管理考核体系。

2) 医院应培养医院感染控制专职人员和临床医务人员识别医院感染暴发的意识与能力。发生暴发时应分析感染源、感染途径,采取有效的控制措施。

3) 医院应建立医院感染报告制度,发生医院感染暴发时,医疗机构应报告所在地的县(区)级地方人民政府卫生行政部门。报告包括初次报告和订正报告,订正报告应在暴发终止后1周内完成。

4) 医院应制定切实可行的医院感染监测计划,如年计划、季度计划等。监测计划内容主要包括人员、方法、对象、时间等。

5）医院应按以下要求开展医院感染监测：新建或未开展全院综合监测。监测时间应不少于 2 年；已经开展 2 年以上全院综合性监测的医院应开展目标性监测。目标性监测持续时间应连续 6 个月以上；医院感染患病率调查应每年至少开展一次。

6）人员要求：医院应按每 200～250 张实际使用病床，配备 1 名医院感染专职人员；专职人员应接受与感染控制知识、技能的培训并熟练掌握。

7）设施要求：医院应在医院感染信息系统建设中，完善医院感染监测系统与基础设施，医院感染监测设施运转正常。

（3）监测：医院感染监测方法根据监测范围，分为全院综合性监测和目标性监测。其中目标性监测分为：手术部位感染的监测、成人及儿童重症监护病房（ICU）医院感染监测、新生儿病房医院感染监测、细菌耐药性监测。

（4）医院感染调查方法：患病率调查（了解住院患者医院感染患病率）；临床抗菌药物使用调查（帮助了解患者抗菌药物使用率）。

（5）监测信息的收集：主动收集资料，患者感染信息的收集包括查房、病例讨论、查阅医疗与护理记录、实验室与影像学报告和其他部门的信息；病原学信息的收集包括临床微生物学、病毒学、病理学和血清学检查结果；收集和登记患者基本资料、医院感染信息、相关危险因素、病原体及病原菌的药物敏感试验结果和抗菌药物的使用情况。

❼ 普通病房是否常规对空气、物体表面、手、消毒剂等物品的消毒效果进行监测？

答案：2009 年《医院感染规范》没有明确指出要常规对空气、物体表面、手、消毒剂等物品的消毒效果进行监测。最新版规范指出：对于普通病房，即感染高风险科室如手术部（室）、重症监护病房、新生儿室、血液透析中心（室）等之外的病房，不建议常规进行空气、物体表面、手、消毒剂等物品的消毒效果监测，只有怀疑医院感染暴发与其相关时才监测，如果明确感染微生物，应进行目标微生物的检测。

（1）空气消毒效果监测：医院是人群密集场所，如果医院内空气受到微生物污染，防护措施不到位，就容易造成某些病原微生物的空气传播。目前，医院常用的空气消毒方法主要包括空气消毒机、紫外线灯、洁净技术、消毒剂和集中空调通风系统等。张流波等人曾对国内 20 家医院进行空气消毒的调查，并给出空气消毒效果监测的意见：对于监测频率，医院应对感染高风险部门每季度进行监测。洁净手术部（室）及其他洁净场所，新建与改建验收时以及更换高效过滤器后应进行监测；遇医院感染暴发怀疑与空气污染有关时随时进行监测，并进行相应致病微生物的检测。调查中有 89.5％的医院采用了平板暴露法对洁净手术室空气菌落数进行监测，建议对层流手术室采用采样器方法进行采样，以降低采样过程中层流风对采集效率的影响，较平板法更准确。

物体表面及手消毒效果监测：世界卫生组织（WHO）对来自欧洲、东地中海、东南亚和太平洋地区 14 个国家的 55 所医院所进行调查显示，住院患者中平均有 8.7％发生医院感染；在每一个时刻，全球有 140 万人患有医院感染。虽然医疗机构可以采取多项措施（包括手卫生、隔离防护措施等）保护病患和工作人员不发生医院感染，但有效地进行表面清洁消毒仍然是消除细菌、减少交叉污染和控制医院感染的关键步骤之一。应重视对整个医疗机构环境表面的清洁消毒，特别是那些易被病原微生物污染的"常接触"表面。大量的研究表明，临床上重要的致病菌在医院的一般环境物体表面上能够存活，如果不及时消毒的话，它们会存活相当长的时间。研究也表明，环境物体表面作为致病微生物的保存场所，可潜在传播感染性疾病，假如清除不及时，对患者是个潜在的危害。关于对物体表面及手消毒效果的评价方法主要有直接观察法、荧光标记法、三磷酸腺苷（ATP）生物光法、棉签取样培养法、琼脂片培养法。

1）直接观察法：隐蔽的清洗消毒监测可以对环境清洁部门个别员工的表现以及对清洁规范的依从性进行客观的评估。这种方法曾被用来客观地评估和改善加护病房中的环境清洁。该方法虽然理论上可行，但实际应用起来却需要经过大量专业培训过的人员、耗费很长时间。此外，既要在单独的病房中监测评估复杂的清洁消毒过程，又要不被清洁人员认出来（隐蔽），是不太容易做到的。还有，此方法的结果不可靠，而且不同的医院可能有不同的标准。

2）荧光标记法：荧光凝胶是一种无形的透明凝胶。当它在物体表面干燥后相对不易被擦掉。使用一个特制的荧光测试器就可以专门来评估医疗机构环境清洁消毒效果。研究已经证明，该荧光标记法可以准确、客观、定量化评价清洁消毒效果。这种方法可检测表面是否被清洁、擦拭过，但并不能显示病原菌是否被杀死。虽然荧光粉末和荧光乳液可用来标记高接触物体表面，以作为医院清洁消毒教育的一部分，但文献中很少有使用此类方法来监测清洁效果的。这可能是因为荧光粉容易被吹散，且荧光粉和荧光乳液都很容易被擦掉。

3）三磷酸腺苷（ATP）生物光法：使用荧光素酶和光度计来测量物体表面有机 ATP 的方法早在 30 多年前已被用于评估食物加工物体表面的清洁度。2007 年，英国国家卫生服务中心对该方法在清洁评估作用方面的研究指出，ATP 法可以用来作为对医院清洁部门教育的工具。其优点是快速，几分钟内就可得到结果。可以用来监测有机物和微生物在物体表面的残留。但是该方法并不能区分有机物和微生物，也不能区分活的或已死的微生物。ATP 法不能用于检测含氯消毒剂（漂白剂）的清洁效果。尽管有这些限制，ATP 法仍已广泛地被用来检测日常清洁效果，并对清洁效果的显著改善起到重要作用。

4）棉签取样培养法：该方法是指从被检测的物体表面用无菌棉签取样，然后进行培养并分离出病原微生物。这是最可靠的监测清洁消毒效果的方法且该方法简单易学。但是此方法耗时长（分离鉴定、分析结果至少 1 天),而且成本较高,因而限制了该方法的广泛使用。

5)琼脂片培养法:该法用涂有琼脂的玻璃片直接压在物体表面取样,然后将该琼脂涂片放在 30 ℃培养 48 小时进行微生物检测。该法适用于检测较大、平滑的物体表面,是一种可行、定量化的微生物表面污染检测的简单方法。

(2)消毒剂:表面消毒剂可包括液体、喷雾剂和消毒巾等。近年来,越来越多的医院使用消毒巾。这主要是因为相比消毒液,消毒巾使用方便、不需稀释、体积小、携带方便,因而使得表面消毒的依从性提高;而相比喷雾消毒剂,使用消毒巾消除了使用者因为气溶胶/喷雾剂引起的安全顾虑。

常见消毒剂的活性成分及其主要优、缺点如下。

1)季铵盐类:此类表面消毒剂属于低效消毒剂,被广泛用于医院物体表面以及医疗仪器表面的清洁和消毒。杀菌机制在于其含有正离子基团,季铵盐可使蛋白质变性,影响细菌、真菌代谢,从而起到杀菌作用。季铵盐无刺激气味,比较便宜,但它对结核杆菌无效,而且杀菌时间较长(通常是 10 分钟)。

2)酚类:此类表面消毒剂在美国的使用越来越少。其表面兼容性不好(尤其是对橡胶与塑料表面)、可燃性高、刺激呼吸道,是致癌物。该类表面消毒剂不能用于婴幼儿病区,使用时要做好个人防护。

3)氯制剂类:消毒效果很好,但不具备清洁效果。家用或工业用氯制剂通常含有 5.25% 的次氯酸钠(杀菌有效成分)。次氯酸钠可与有机污物(血液、唾液、微生物等)反应,从而降低有效杀菌剂的含量。因此,使用含氯表面消毒剂之前,一定要先进行清洁。在美国,氯制剂类很少用于常规清洁和消毒,而主要是用于控制某些感染暴发(如艰难梭菌、诺如病毒)。除上述不具清洁效果外,还有如下几种原因:氯制剂易损坏清洁物表面(如使服装、家具、地毯等脱色)、有较强的异味(刺激呼吸道,不利于患者和清洁人员)、氯制剂可与其他化学试剂(如氨、磷酸、乙酸等)反应而产生有害气体、稀释后的氯消毒剂不稳定(因而需要每天配制新鲜的稀释液)、遇到有机物易失活、可腐蚀金属制品。

4) 醇类:杀菌机制为其可使蛋白质变性,从而破坏细胞壁、细胞膜。用于表面消毒剂的醇类主要有乙醇和异丙醇。醇类易损坏清洁物表面、易燃、清洁效果差(醇类使蛋白/血液变性,难以清洁),且挥发快,通常在达到所需要的杀菌时间前就已挥发,因而消毒效果降低。

5) 季铵类与低浓度乙醇类并用:此类表面消毒剂综合了季铵类与乙醇类的功效,杀菌速度快(3 分钟或少于 3 分钟),可杀死结核杆菌,属于中效消毒剂。由于使用低浓度的乙醇(<20%),清洁效果很好,同时与物体表面的兼容性好,且不易点燃。

6) 过氧化氢类:杀菌机制为可以形成自由基,从而破坏细胞膜上的磷脂、脱氧核糖核酸等细胞重要组成成分,从而杀死微生物。此类表面消毒剂杀菌速度快,分解后的主要成分是水,因而很环保,但兼容性不好,易损坏被清洁的物体以及医疗仪器表面。

⑧ 执行医疗器械、器具的消毒工作技术规范所使用物品应达到什么要求? 管理要求是什么?

答案:(1) 进入人体无菌组织、器官、腔隙,或接触人体破损皮肤、破损黏膜、组织的诊疗器械、器具和物品应进行灭菌。

(2) 接触完整皮肤、完整黏膜的诊疗器械、器具和物品应进行消毒。

(3) 各种用于注射、穿刺、采血等有创操作的医疗器具应一用一灭菌。

(4) 使用的消毒药械、一次性医疗器械和器具应符合国家有关规定。

(5) 一次性使用的医疗器械、器具应一次性使用。

解析

2012 年中华人民共和国卫生行业标准 WS/T367‒2012《医疗机构消毒技术规范》明确提出了消毒工作技术规范的管理要求,在此项规定中,着重列出执行医疗器械、器具的消毒工作技术规范内容,并将此作为重中之重。

(1) 医疗机构应根据本规范的要求,结合本单位实际情况,制定科学、可操作的消毒、灭菌制度与标准操作程序,并具体落实。

(2) 医疗机构应加强对医务人员及消毒、灭菌工作人员的培训。培训内容应包括消毒、灭菌工作对预防和控制医院感染的意义、相关法律法规的要求、消毒与灭菌的基本原则与知识、消毒与灭菌工作中的职业防护等。

(3) 医疗机构使用的诊疗器械、器具与物品,应符合以下要求。

1) 进入人体无菌组织、器官、腔隙,或接触人体破损皮肤、破损黏膜、组织的诊疗器械、器具和物品应进行灭菌。

2) 接触完整皮肤、完整黏膜的诊疗器械、器具和物品应进行消毒。

(4) 医疗机构使用的消毒产品应符合国家有关规定,并应对消毒产品的相关证明进行审核,存档备案。

(5) 医疗机构应保持诊疗环境表面的清洁与干燥,遇污染应及时进行有效的消毒;对感染高风险的部门应定期进行消毒。

(6) 医疗机构应结合本单位消毒灭菌工作实际,为从事诊疗器械、器具和物品清洗、消毒与灭菌的工作人员提供相应的防护用品,保障医务人员的职业安全。

(7) 医疗机构应定期对消毒工作进行检查与监测,及时总结分析与反馈,如发现问题应及时纠正。

(8) 医务人员应掌握消毒与灭菌的基本知识和职业防护技能。

(9) 医疗机构从事清洁、消毒、灭菌效果监测的人员应经过专业培训,掌握相关消碍灭菌知识,熟悉消毒产品性能,具备熟练的检验技能;按标准和规范规定的方法进行采样、检测和评价。

9 对湿化瓶、呼吸机管路需多长时间消毒一次?

答案: 2015 年《医疗技术消毒技术规范》指出湿化瓶及呼吸机管路属于中度危险性物品,需达到中水平消毒以上效果的消毒方法,但未对消毒频次给予规范。此规范指出:连续使用的氧气湿化瓶、呼吸机管路,每周更换消毒 1~2 次,每天更换湿化瓶内无菌蒸馏水 1 次。

解析

中度危险性物品的定义是与完整黏膜相接触,而不进入人体无菌组织、器官和血流,也不接触破损皮肤、破损黏膜的物品,如胃肠道内镜、气管镜、喉镜、肛表、口表、呼吸机管道、麻醉机管道、压舌板、肛门直肠压力测盘导管等。湿化瓶及呼吸机管路均属于中度危险性物品。

清洗消毒方法选择:目前国内医院对呼吸机管路清洗消毒所采用的方法主要有化学消毒剂消毒法、机械清洗热力消毒法、环氧乙烷灭菌法。首选机械清洗热力消毒法。

(1)化学消毒液浸泡法:①含氯消毒剂;②戊二醛灭菌剂;③过氧乙酸消毒剂;④酸性氧化电位水(高氧化还原电位水)。酸性氧化电位水的优点是浸泡过的物品无须再次冲洗,因为残留在物品上的酸性氧化电位水在晾干过程中已还原成水。

(2)热力机械清洗消毒法:优点是集中清洗消毒,清洗消毒的流程标准统一,可以大大提高工作效率与清洗消毒质量,便于管理与质量检测,同时还可以减少环境的污染。

(3)气体熏蒸法:环氧乙烷灭菌法。主要针对重症感染患者使用过的管道消毒。优点是广谱灭菌效果彻底、穿透性强、无腐蚀性,但是易燃易爆、毒性强、有残留、价格昂贵。

人工与机械清洗消毒法的应用

(1)人工法:主要采取药物或氧化电位水浸泡法、气体灭菌法、射线照射法(现临床一般不采用)。药物溶液浸泡消毒是目前最常见的方法,可先用清水冲去管路中的污物,管路中的血渍或痰痂等赃物需在专用的水槽中用含酶的液体浸泡后,使用专用刷彻底清洁干净,再将洗净的管路及附件全部浸泡在有效的消毒液中,管路不应有死弯,中空物品腔内不应留有气泡,常用的消毒方法是 1 000 mg/L 的有效氯消毒液浸泡 30 分钟,用无菌蒸馏水冲洗干净,消毒完成后,晾干装入清洁袋内,干燥保存备用。

(2)机械清洗热力消毒法:呼吸机管路及湿化罐等物品,间接接触患者的黏膜,属于中度危险性医疗器材,要求物品在使用前必须经过高水平消毒方可使用。根据 WS310.2-2016《医院消毒供应中心第 2 部分:清洗消毒及灭菌技术操作规范》要求:消毒后直接使用的诊疗器械、器具和物品,湿热消毒温度应大于或等于 90 ℃,时间≥5分钟,或 A0 值≥3 000。

1)全自动清洗消毒机:建议有条件的医院首选。通过预先设置好的标准程序,一次性完成管路等物品的清洗、消毒、漂洗、干燥,程序完成后检查清洗、干燥效果,包装、备用,有效期 7 天。

2)除特殊情况外,遵循先清洗后消毒的工作流程。

3)感染患者使用的呼吸机管路(包括结核分枝杆菌、AIDS 病毒、乙肝病毒、MRSA、MRSE 等耐药菌群感染等),建议使用一次性物品;如重复使用应单独进行清洗、消毒。

4)疑似朊毒体、气性坏疽感染及突发原因不明的传染病患者使用的呼吸机管路及湿化瓶等物品应使用一次性物品,使用后双层密闭包装焚烧处理。重复使用的呼吸机管路及湿化瓶等物品,遵照WS310.2-2009《医院消毒供应中心第 2 部分:清洗消毒及灭菌技术操作规范》进行处理。

应具备的硬件设施

(1)统一集中清洗消毒

1)建筑要求:工作区域由污到洁、避免交叉;通风良好。

2)根据呼吸机的使用情况,合理配备全自动清洗消毒机、清洗水槽、干燥机、医用热封机、操作台、污物回收及消毒后物品下送的器具、专用清洗刷。

3）配备相应的个人防护用品（帽子、口罩、专用鞋、手套、防水隔离衣、面罩等）。

（2）使用科室清洗消毒：设有专门的管道清洗间、清洗池、消毒浸泡池、晾干架、封装袋等。此方法不规范、消毒效果不统一，费时费力，已逐渐被淘汰。

清洗消毒效果的质量监测

呼吸机的清洁与消毒流程首先应符合国家的医院感染要求，由医院感染科、消毒供应中心、使用科室共同组成质量控制小组，定期对呼吸机的消毒进行采样和分析，并详细登记在案，不断优化流程和方法，实现持续改进的良好效果。

（1）化学浸泡消毒法：每日进行消毒剂的浓度、消毒时间的监测并做好记录，保证消毒效果。

（2）机械热力消毒法：应监测、记录消毒的温度、时间或 A0 值等参数，并保存好以备查验。

（3）消毒后的管路及湿化罐等物品每季度监测 1 次，并做好监测记录，符合《消毒技术规范》和《医院消毒卫生标准》。

采样方法：物体表面采样方法。

采样时间：物品消毒后。

采样物品：呼吸机管路及湿化罐等。

监测方法：计数菌落数，必要时分离鉴定致病微生物。

检测标准：中度危险性医疗器材菌落总数≤20 CFU/件，如高度怀疑医院感染暴发与呼吸机相关感染时，应及时监测。

（4）清洗消毒机应每年进行清洗效果监测。

呼吸机配件的清洗与消毒：

（1）气源过滤网，首先取下过滤网，用清水冲净表面尘埃，用力甩干或晾干后安装上即可，无须常规消毒，一般每日清洁 1 次，或隔日 1 次。

（2）流量传感器：非常精密，使用后，一般是在 75％的乙醇中浸泡 15 分钟消毒,并自然干燥后使用,不可用水流冲洗和用力甩。

（3）呼气阀:打开呼气阀用水彻底清洗,送环氧乙烷消毒。呼出阀膜片(金属片)用 75% 酒精浸泡 12 小时后晾干待用。常规每周更换一次,感染患者用后即刻更换。

（4）模拟肺:75%乙醇擦拭。

（5）简易呼吸器:每个患者专用,用后将球体和安全阀用含氯消毒液浸泡 30 分钟后,清水彻底冲洗,擦干,鸭嘴阀用 75%乙醇浸泡 30 分钟后,擦干。将简易呼吸器重新连接后打包送环氧乙烷消毒。

（6）温度传感器:管路接口处,安装管路前,用 75%乙醇擦拭接口。

（7）呼吸机内部的细菌过滤器:每年更换 1 次。

（8）呼吸滤器:用后环氧乙烷消毒,保持干燥。

---

⑩ 该标准中,提到"床单位应定期进行清洁和消毒",其中"定期"有明确的规定吗?

答案: 根据自己医院的使用及污染情况,确定具体清洁与消毒频率。各医院床单元用品,尤其是被芯、枕芯等材质、使用、污染情况、平时维护情况存在较大差异,清洁与消毒方法根据材质不同,方法差异较大,并且不直接与患者接触,属于低度危险性物品,本标准未给出明确的时间。2015 年《医疗机构消毒技术规范》明确床单位周边属于低度危险性物品,规定采用低水平消毒方法或做清洁处理,也没有明确规定时间。

解析

低度危险性物品的定义:与完整皮肤接触而不与黏膜接触的器材,如听诊器、血压计袖带等;病床围栏、床面以及床头柜、被褥;墙面、地面;痰盂(杯)和便器等。在此,床单位属于低度危险性物品。然而,医院病区床单位是患者住院期间接触最多、使用时间最长的物品,包括病床、床单、垫褥、棉被、枕芯、枕套、被套等。使用后的床单元常被患者的分泌物、排泄物、脓血便等污染并携带大量致病微生物。据报道,病房棉被、垫褥致病菌与条件致病菌检出率为 73.3%；HBSAg 阳性率为 5.0%,细菌检出率分别为 63.3%、83.3%。因此,床单位的消毒和管理已成为控制医院感染和疾病传播的主要措施之一。我国医院对床单位的终末消毒方法通常采用日光暴晒、紫外线照射、蒸汽消毒器消毒和床单位臭氧消毒器消毒。床单位的终末消毒采取何种方法,使用何种管理模式,在国内尚无成熟的经验可借鉴。目前,医院对特殊病原体感染或死亡患者的床单位采用紫外线灯辐照 30 分钟,其他床单位仅更换枕套、被套、床单和床单位表面擦拭清洁,达不到有效去除致病微生物的目的,是院内感染潜在的重要污染源。国内学者李亚楠研究得出结论,与集中公用消毒相比,床单位臭氧消毒器固定用于病区的平均终末消毒率和平均细菌清除率均较高。并提出对床单位消毒的建议：应并结合医院院情,建议每个病区配备 1~2 台床单元消毒器,由病区护士长负责出院和特殊感染患者床单元的终末消毒。也有学者魏凌经研究提出,新华牌 CBR.C 型床被服消毒器消毒器处理床单位和患者被服效果可靠,可以预防因床单位和患者被服导致医院感染的发生。主要消毒方法：住院患者出院后,将 CBR.C 型床被服消毒器移动至待消毒的病床旁,消毒罩制品以半封闭增压渗透注入高浓度臭氧的方法进行消毒。CBR.C 型床被服消毒器可双通道同时工作,同时消毒 2 张床位,根据物品的污染情况选用相应的程序对应的设置时间,选择好消毒模式。对污染较严重的物品,用户可反复数次消毒,消毒完毕整理物品,整个程序由电脑自动控制操作完成。

⑪ 对病区疑似有感染的患者,如何进行隔离？
　答案：隔离措施应遵循 WS/T311 的要求。

（1）应根据疾病传播途径的不同,采取接触隔离、飞沫隔离或空气隔离措施,标识正确、醒目。

(2) 隔离的确诊或疑似传染病患者或隔离的非传染病感染患者,除确诊为同种病原体感染之外,应安置在单人隔离房间。

(3) 隔离患者的物品应专人专用,定期清洁与消毒,患者出院或转院、死亡后应进行终末消毒。

(4) 接触隔离患者的工作人员,应按照隔离要求,穿戴相应的隔离防护用品,如隔离衣,戴医用外科口罩、手套等,并进行手卫生。

⑫ 病区如何对有隔离的患者进行终末消毒?

答案:在 2009 年《医院感染控制》中未作出明确说明,在 WST311《医院隔离技术规范》中已有相应终末消毒规范,但未进行相应的整合。对病区隔离病房,进行终末消毒,需要兼顾环境及物体表面的消毒。

解析

(1) 终末消毒:是指传染源离开疫源地后,对疫源地进行的一次彻底的消毒。如传染病患者出院、转院或死亡后,对病室进行的最后一次消毒。

(2) 物表消毒的重要性:因为物表接触完整的皮肤。使用低度危险性物品或接触低度危险性表面只有很小的导致患者或员工感染的风险,因此,常规使用的化学消毒剂对医院地面和低度危险性物品进行消毒是有争议的。医疗器械表面能被传染性病原体污染,从而导致医疗相关感染的传播。因为这个原因,低度危险性医疗器械表面应采用 EPA 注册的低水平或者中水平消毒剂进行消毒。环境表面也会通过医务人员污染的手导致交叉传播,这些感染是医护人员用手接触被污染的表面,医疗设备或患者而产生。

(3) 环境表面消毒:污染的医院环境表面在 CD、VRE、MRSA、鲍曼不动杆菌、铜绿假单胞菌和诺如病毒等多重耐药菌(MDRO)的暴发流行与院内传播中具有重要意义；改善环境卫生质量可以控制或终止暴发。

（4）终末消毒制度

1）患者出院、转科、死亡后都应该对床单位进行终末消毒。

2）枕芯、床垫、棉被等应阳光暴晒 4～6 小时或采用臭氧消毒机进行消毒，有血液、体液污染应送洗涤中心清洗。污染严重无法清洗的应该废弃，并按照医疗垃圾进行无害化处理。

3）对门把、桌面、抽屉、床面等物体表面进行擦拭保洁，如有污染则用 500 mg/L 含氯消毒液进行擦拭消毒，半小时后用清水擦拭。

4）吸引瓶、可重复使用的管道等物品用 500 mg/L 含氯消毒液浸泡 30 分钟后，用纯净水冲净后晾干，密闭保存备用。

5）病室通风换气，保持空气新鲜。污染严重采用紫外线灯或空气消毒机进行消毒。

6）特殊感染患者使用后物品采用含氯消毒液溶度 1 000～2 000 mg/L 进行消毒。

7）终末消毒应在患者出院后 24 小时内完成。

---

⑬ 对抗菌药物临床应用如何管理？

答案：2009 年《医院感染规范》提到对抗菌药物进行临床调查统计，但未进行抗菌药物的临床应用管理。此规定指出：应遵照《抗菌药物临床应用管理办法》进行抗菌药物使用的管理，应对抗菌药物临床应用实行分级管理。

解析

世界卫生组织（WHO）建议将抗菌药物进行分级管理，这有助于促进抗菌药物临床合理应用。采取分级管理可加强管理、规范处方行为、提高药物治疗水平、促进合理用药、保障公众用药安全有效，分级管理要以药品安全性、药品有效性、细菌耐药性、药品价格为原则。

自2004年首次要求全国医疗机构将抗菌药物分级管理以来,卫生部(今卫健委)历年对抗菌药物应用的管理发布了多个文件,参见表5-2。

表5-2 2004—2012年卫生部对抗菌药物应用的管理政策

年份	文件名称	
2004	《抗菌药物临床应用指导原则》	卫医发[2004]285号
2008	《卫生部办公厅关于进一步加强抗菌药物临床应用管理的通知》	卫办医发[2008]48号
2009	《卫生部办公厅关于抗菌药物临床应用管理有关问题的通知》	卫办医政发[2009]38号
2011	《关于做好全国抗菌药物临床应用专项整顿活动的通知》	卫办医发[2011]56号
2012	《抗菌药物临床应用管理办法》	卫生部令第84号

分级标准(三级):

(1)非限制使用级抗菌药物:指经临床长期应用证明安全、有效,对细菌耐药性影响较小,价格相对较低的抗菌药物。

(2)限制使用级抗菌药物:指经临床长期应用证明安全、有效,对细菌耐药性影响较大,或者价格相对较高的抗菌药物。

(3)特殊使用级抗菌药物:为具有以下情况之一的抗菌药物:①具有明显或者严重不良反应、不宜随意使用;②需要严格控制使用、避免细菌过快产生耐药;③疗效、安全性方面的临床资料较少;④价格昂贵。

用药管理要求:建立抗菌药物管理工作制度,开展抗菌药物临床应用监测工作。对住院患者接受限制或特殊使用级抗菌药物治疗时,使用前应进行微生物检测(专项整治),限制临床用药的随意性和不适当使用新品种。开展细菌耐药性监测工作,建立细菌耐药性预警机制。

⑭ 病区如何实现预防性用药？

答案：具体分内科及外科不同，对进行手术的预防性抗生素用药也有所不同。

解析

- 内科及儿科预防性用药

（1）用于预防一种或两种特定病原菌入侵体内引起的感染，可能有效；如目的是防止任何细菌入侵，则往往无效。

（2）预防在一段时间内发生的感染可能有效；长期预防用药，常不能达到目的。

（3）患者原发疾病可以治愈或缓解者，预防用药可能有效。原发疾病不能治愈或缓解者（如免疫缺陷者），预防用药应尽量不用或少用。对免疫缺陷患者，宜严密观察其病情，一旦出现感染征兆时，在送检有关标本做培养的同时，首先给予经验治疗。

（4）通常不宜常规预防性应用抗菌药物的情况：普通感冒、麻疹、水痘等病毒性疾病，昏迷、休克、中毒、心力衰竭、肿瘤、应用肾上腺皮质激素等患者。

- 外科手术预防用药

（1）外科手术预防用药目的：预防手术后切口感染，以及清洁-污染或污染手术后手术部位感染及术后可能发生的全身性感染。

（2）外科手术预防用药基本原则：根据手术野有否污染或污染可能，决定是否预防用抗菌药物。

1）清洁手术：手术野为人体无菌部位，局部无炎症、无损伤，也不涉及呼吸系统、消化系统、泌尿生殖系统等人体与外界相通的器官。手术野无污染，通常不需预防用抗菌药物，仅在下列情况时可考虑预防用药：①手术范围大、时间长、污染机会增加；②手术涉及重要脏器，一旦发生感染将造成严重后果者，如头颅手术、心脏手术、眼内手术等；③异物植入手术，如人工心瓣膜植入、永久性心脏起搏器放置、人工关节置换等；④高龄或免疫缺陷者等高危人群。

2）清洁-污染手术：上、下呼吸道，上、下消化道，泌尿生殖系统手术，或经以上器官的手术，如经口咽部大手术、经阴道子宫切除术、经直肠前列腺手术，以及开放性骨折或创伤手术。由于手术部位存在大量人体寄殖菌群，手术时可能污染手术野引致感染，故此类手术需预防用抗菌药物。

3）污染手术：由于胃肠道、尿路、胆道体液大量溢出或开放性创伤未经扩创等已造成手术野严重污染的手术。此类手术需预防用抗菌药物。术前已存在细菌性感染的手术，如腹腔脏器穿孔腹膜炎、脓肿切除术、气性坏疽截肢术等，属抗菌药物治疗性应用，不属预防应用范畴。

外科预防用抗菌药物的选择及给药方法：抗菌药物的选择视预防目的而定。为预防术后切口感染，应针对金黄色葡萄球菌（以下简称"金葡菌"）选用药物。预防手术部位感染或全身性感染，则需依据手术野污染或可能的污染菌种类选用，如结肠或直肠手术前应选用对大肠埃希菌和脆弱拟杆菌有效的抗菌药物。选用的抗菌药物必须是疗效肯定、安全、使用方便及价格相对较低的品种。给药方法：接受清洁手术者，在术前 0.5～2 小时内给药，或麻醉开始时给药，使手术切口暴露时局部组织中已达到足以杀灭手术过程中入侵切口细菌的药物浓度。如果手术时间超过 3 小时，或失血量大（大于 1 500 mL），可手术中给予第 2 剂。抗菌药物的有效覆盖时间应包括整个手术过程和手术结束后 4 小时，总的预防用药时间不超过 24 小时，个别情况可延长至 48 小时。手术时间较短（小于 2 小时）的清洁手术，术前用药一次即可。接受清洁-污染手术者的手术时预防用药时间亦为 24 小时，必要时延长至 48 小时。污染手术可依据患者情况酌量延长。对手术前已形成感染者，抗菌药物使用时间应按治疗性应用而定。

⑮ 对于发生针刺伤乙肝、丙肝或艾滋病职业暴露后应该追踪监测哪几项指标?

答案:(1)乙肝:初步处理之后要抽血做乙肝的相关检查:HBV DNA、HBsAg、抗-HBs、HBeAg、抗-HBe、抗-HBc 和肝功能,酌情在 3 个月和 6 个月内复查。如明确暴露源(患者)为 HCV 感染者(抗-HCV 阳性、HCV-RNA 阳性),建议暴露后医务人员立即进行抗-HCV 检测,留取抗-HCV 本底资料。

(2)丙肝:若此时医务人员抗-HCV 阳性者应进一步检测 HCV-RNA,HCV-RNA 阳性者建议进行干扰素+利巴韦林的标准抗病毒治疗;若此时医务人员抗-HCV 阴性,于暴露后 12 周再次检测抗-HCV,抗-HCV 阳性者进一步检测 HCV-RNA,HCV-RNA 阳性者建议进行干扰素抗病毒治疗;HCV-RNA 阴性者于暴露后 24 周监测抗-HCV 和 ALT,并进行跟踪管理。

(3)艾滋病:暴露者应分别在暴露后即刻、6 周、12 周、6 个月、12 个月对 HIV 抗体进行检测,并进行预防性用药,并对服用药物的毒性进行监控和处理,发现异常情况尽快报告预防保健科。

2009 年《医院消毒规范》并没有将此项内容归入。

解析

(1)引发针刺伤的原因:作为临床一线的护理工作者承担着极大的职业风险,身边有许多危险因素,威胁着我们的身体以及精神方面的健康,甚至会影响到工作和学习。我们不得不反思引发针刺伤的原因,首先是我们护士在操作中自我防范意识不够,针头回套针刺伤占 48.7%,还有就是操作不规范,拔针后注射器毁形、处理用物及静脉穿刺时分别达 32.3%、12.5%,当然还有其他由于工作量大、忙乱,以及个人身体原因等有关。总的来说,针刺伤的频发跟护理人员对针刺伤带来的后果认识不足,对可能造成针刺伤的操作环节认识不够,未引起高度重视也有关。

(2)易发生针刺伤的环节:针刺伤存在我们临床护理工作诸多

环节,抽取药液配液时;分离使用后的注射器或输液器针头时;用双手将针头套入针帽时;毁形或浸泡针头时;用过的注射器未及时处理针头;收集一次性医疗用品时;徒手处理用后安瓿;为不合作患者治疗时缺少必要的协助;传递锐器时未集中注意力。

(3) 发生针刺伤后的应急流程:一旦发生针刺伤后立即上报医院感染科,并立即按如下措施进行处理。

1) 立即在伤口旁端轻轻挤压尽可能挤出伤口的血液,再用肥皂液和流水进行冲洗,禁止进行伤口的局部挤压。

2) 受伤部位的伤口冲洗后,应当用消毒液如 75% 乙醇或 0.5% 碘伏进行消毒,并包扎伤口。

3) 留取血标本。

4) 对发生乙肝病毒职业暴露的医务人员实行预防性注射乙肝高效价免疫球蛋白;对发生艾滋病病毒职业暴露的医务人员实行预防性口服用药方案,预防性用药方案分为基本用药程序和强化用药程序。基本用药程序为两种逆转录酶制剂,使用常规治疗剂量,连续使用 28 天。强化用药程序是在基本用药程序的基础上,同时增加一种蛋白酶抑制剂,使用常规剂量,连续使用 28 天。预防性用药应当在发生艾滋病病毒职业暴露后尽早开始,最好在 4 小时内实施,最迟不超过 24 小时,即使超过 24 小时,也应当实施预防性用药。

5) 定期检测血液,追踪监测指标。

(邵小平　蒋卓娟)

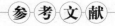

[1] 杜龙敏.医院隔离技术规范与标准预防实施和管理[J].中国消毒学杂志,2015,32(3):261-264.

[2] 格伦,边颖.护理单元空间模式研究[J].城市建筑,2005(6):19-22.

［3］王栩轶,师兰香,霍兰兰,等.加强医院病区感染控制的管理［J］.中华医院感染学杂志,2010,20(6)：834-835.

［4］张友平,薛燕峰,常后婵,等.大型压力蒸汽消毒器消毒床单位的效果观察［J］.中华医院感染学杂志,2006,16(1)：59-60.

［5］岑瑶,杨承莲,田昌英,等.使用中乙醇消毒液保存时间的研究［J］.中华医院感染学杂志,2010(6)：889.

［6］谭明伟,刘晰照,郭晓华,等.某复合碘皮肤消毒剂开启后污染情况及消毒效果现场研究［J］.中国消毒学杂志,2015(8)：755-757.

［7］尹广桂,王麟,覃婷,等.使用中的复合碘和75％乙醇皮肤消毒液监测结果分析［J］.护理研究,2015(25)：3128-3130.

［8］王芳,卢赞梅,刘彦慧,等.皮肤消毒剂碘伏开启后有效使用期限研究［J］.中华医院感染学杂志,2008,18(5)：669-671.

［9］陈萍,刘丁.中国近30年医院感染暴发事件的流行特征与对策［J］.中国感染控制杂志,2010,09(6)：387-392.

［10］中华人民共和国卫生部.医院空气净化管理规范［S］.北京：中国标准出版社,2012.

［11］王妍彦,班海群,张流波.国内20所医院空气消毒现状调查［J］.中国消毒学杂志,2017,34(3)：242-245.

［12］谷继荣.环境及物体表面消毒在预防和控制医院感染中的作用［J］.中国感染控制杂志,2012,11(03)：231-235.

［13］Duffy J, Harris J, Grade L, et al. Mucormycosis outbreak associated with hospital linens ［J］. Pediatr Infect Dis J, 2014,33(5)：472-476.

［14］吴柳,杨竹兰,巫胡兰,等.两种臭氧床单位消毒器消毒效果观察［J］.中国消毒学杂志,2015,32(8)：747-750.

［15］李亚楠,徐晓莉,穆小苏,等.两种床单位终末消毒管理模式的比较分析［J］.中华医院感染学杂志,2017,27(22)：5278-5280.

［16］魏凌,周璞,柳国芳,等.应用CBR.C型床被服消毒器床单位消毒的效果分析［J］.中华医院感染学杂志,2016,26(5)：1168-1169.

［17］中华医学会.抗菌药物临床应用指导原则［J］.中华医学杂志,2004,26(22)：2026-2056.

［18］曹丽娟.护理人员针刺伤致职业暴露的分析及对策［J］.西藏科技,2013(5)：56-57.

练 习 题

一、单选题

1. 以下哪类人员负责对本病区工作人员医院感染管理知识和技能的培训

　　A. 医疗组长　　　　B. 护士长　　　　　C. 科主任　　　　　D. 院感小组成员

2. 新建、改建病房(室)宜设置独立卫生间,多人房间的床间距应大于

　　A. 1.2 m　　　　　B. 0.6 m　　　　　C. 0.8 m　　　　　D. 1 m

3. 新建、改建病房(室)宜病室床位数双排不应超过

　　A. 8 床　　　　　B. 6 床　　　　　　C. 10 床　　　　　D. 4 床

4. 使用中的 30 W 紫外线灯在电压为 220 V、环境相对湿度为 60%、温度为 20 ℃时,辐射的 253.7 nm 强度不得低于

　　A. 90 μW/cm^2　　B. 80 μW/cm^2　　C. 70 μW/cm^2　　D. 60 μW/cm^2

5. 采用室内悬吊式紫外线消毒时,照射时间不少于多少

　　A. 30 分钟　　　　B. 60 分钟　　　　C. 90 分钟　　　　D. 20 分钟

6. 接触经接触传播的感染性疾病患者(如多重耐药菌感染患者)时应穿

　　A. 隔离衣

　　C. 清洁的衣服

　　B. 防护服

　　D. 医生服或护士服

7. 临床医务人员在接触甲类或按甲类传染病管理的传染病患者时应穿

　　A. 隔离衣

　　C. 清洁的衣服

　　B. 防护服

　　D. 医生服或护士服

8. 接触患者黏膜或破损的皮肤时应戴

　　A. 清洁手套　　　B. 乳胶手套　　　C. 无菌手套　　　D. 检查手套

9. 在医疗诊治活动中高度危险性物品,必须选用

　　A. 消毒方法　　　B. 灭菌方法　　　C. 清洁处理　　　D. 先清洁后消毒

10. 可杀灭一切细菌繁殖体(包括分枝杆菌)、真菌、病毒及其　孢子等、对细菌芽孢(致病性芽孢菌)也有一定的杀灭作用的消毒剂为

　　A. 高效消毒剂

　　C. 低效消毒剂

　　B. 中效消毒剂

　　D. 中、高效消毒剂

11. 多重耐药菌患者采取的隔离措施是

　　A. 标准预防＋空气传播

　　C. 标准预防＋接触传播

　　B. 标准预防＋飞沫传播

　　D. 标准预防＋严密隔离

12. 对病室内的空气及地面应采取的措施包括

　　A. 定时通风换气,必要时空气消毒;地面湿式清扫,遇污染时消毒

　　B. 定时空气消毒,必要时通风换气;地面干式清扫,遇污染时清洁

　　C. 定时通风换气,必要时空气消毒;地面干式清洁,遇污染时清扫

　　D. 定时空气消毒,必要时通风换气;地面湿式清扫,遇污染时消毒

13. 使用中的含氯消毒剂浓度监测应是

　　A. 每日监测　　　　　　　　　　B. 每周监测

　　C. 每周监测 2 次　　　　　　　　D. 每月监测

14. 隔离病室应有隔离标志,空气传播、飞沫传播、接触传播的隔离标志分别为

　　A. 粉色、黄色、蓝色　　　　　　B. 粉色、蓝色、黄色

　　C. 黄色、粉色、蓝色　　　　　　D. 蓝色、粉色、黄色

15. 预防导尿管相关尿道感染措施错误的是

　　A. 集尿袋应保持低于膀胱水平,及时清空袋中尿液

　　B. 保持引流的密闭性,不轻易打开导尿管与集尿袋接口

　　C. 集尿袋每天更换

　　D. 应每天评估留置导尿管的必要性,尽早拔出导尿管

二、多选题

16. 医护人员应了解本病区、本专业相关医院感染特点,包含以下哪些内容

　　A. 感染率　　　　　　　　　　　B. 感染部位

　　C. 感染病原体　　　　　　　　　D. 多重耐药菌感染情况

17. 下面哪项是病区医院感染管理小组需定期考核保洁员的医院感染管理相关知识

　　A. 清洁与消毒　　　　　　　　　B. 手卫生

　　C. 个人防护　　　　　　　　　　D. 抗菌药物使用原则

18. 病区内病房(室)、治疗室等各功能区域内的房间应

　　A. 布局合理　　　　　　　　　　B. 洁污分区明确

　　C. 设有适于隔离的房间　　　　　D. 符合 WS/T313 要求的手卫生设施

19. 医院感染管理部门开展医院感染及其相关监测,包括

　　A. 医院感染病例监测　　　　　　B. 医院感染的目标性监测

　　C. 医院感染暴发监测　　　　　　D. 多重耐药菌感染的监测

20. 使用不稳定消毒剂如含氯消毒剂、过氧乙酸等时,应

　　A. 现配现用

　　B. 每次配制后进行浓度监测

C. 符合要求后方可使用

D. 配置后不限时间,使用前进行浓度监测合格即可

[答案]

1. D	**2.** C	**3.** C	**4.** C	**5.** A
6. A	**7.** B	**8.** C	**9.** B	**10.** A
11. A	**12.** D	**13.** A	**14.** D	**15.** C
16. BCD	**17.** ABC	**18.** ABCD	**19.** ABCD	**20.** ABC

第六章

重症监护治疗病房医院感染预防与控制规范

① 如何系统地进行科室医院感染管理工作?

答案: 2002 年的《消毒隔离办法》中提到消毒的卫生要求,规定建立消毒管理组织及人员岗前培训,此项规定中提出:①建立符合人员组成的感染管理小组;②制定并不断完善感染管理相关制度,落实于工作中;③建立人员岗位培训及继续教育制度。

解析

科室选出一名热爱感染控制事业、具有 5 年工龄、本科学历的护士担任科室感染控制护士,规定他们的工作职责和任务,要求每周保证一天时间用于科室感染控制相关工作,包括医院感染监测、监管、教育培训等,医院每月召开感染控制护士例会,反馈数据,讨论面临问题,分享感染控制信息和实施培训。医务人员对感染控制的理解增强,医院感染散发病例报告及时、漏报逐步减少;主动参与科室感染控制教育培训,手卫生依从性提高,医疗废物规范处置,执行安全操作;科室感染控制护士工作积极,主动寻求更高层次的感染控制培训。科室感染控制护士能带领和指导科室人员正确贯彻感染控制制度、落实感染控制措施、保证医院感染监测、监管的及时性和有效性,真正实现医院感染预防与控制的全院、全员参与。

(1)参加科室感染管理小组,传达医院感染工作例会精神,结合科室特色,开展有针对性的监督和指导;每月组织完成本科室院感自查自纠,高度重视院感科季度检查及平时巡查时的指导,参加医院感染季度交叉检查,发现问题后分析原因,及时采取整改措施,并对问题的改善情况进行监督、记录评估效果,保证科室感染管理质量持续改进;每个季度牵头召开科室感染管理小组会议,建立医护一体化医院感染工作流程,使医院感染控制的各项规章制度落到实处;根据本科室的特点,制定科室的医院感染管理与消毒隔离制度和流程,并组织实施。

(2)教育培训在医院感染预防控制中起重要作用,因此科室感染控制护士不但参加医院主办的各种医院感染知识讲座,而且结合本科室情况每季至少组织一次科室培训。同时针对科室工人文化层次不高的现状,采取反复培训以及工人自己当讲师等办法进行培训,培训内容包括卫生行政部门和医院颁布的医院感染预防控制办法、规范、指南等涉及消毒隔离、医疗废物、职业防护、手卫生管理、多重耐药菌预防控制、无菌技术操作等。

(3)手卫生管理洗手是防止医院感染传播的最简单、最经济、最有效措施之一,据文献报道,科室感染控制护士在手卫生依从性改善中起到重要作用。举办科室手卫生主题活动,让医务人员明白手卫生的重要性,加强对手卫生规范的掌握;加强科室自查、监督、强化医务人员遵从行为;针对具体感染病例加强科室保洁人员及家属的手卫生知识宣教;在科室走廊、治疗室、换药室、污物处理间设置快速手消毒液、张贴手卫生宣传画等。

(4)消毒隔离与无菌技术督促本科室人员执行消毒隔离措施、无菌操作技术。根据2012年新医疗机构消毒技术规范要求,由中心供应室统一消毒复用物品,消毒液现配现用。注重工作细节,加强消毒标识管理;督促保洁员清洁、消毒、隔离工作,每日清洁工作台面、桌椅和地面,被血液、体液污染后及时用含氯消毒剂擦拭;科学调整治疗室空气消毒时间并规范运行记录,保证治疗室干净整洁、舒适、无杂物堆放、无过期物品,无菌物品与非无菌物品严格分开,无菌物品、无菌溶液存放符合要求,无过期或失效。建立消毒记录本,记录消毒液名称、浓度、消毒时间、操作者等。

（5）医院感染全面综合性监测，每天关注发热、腹泻等医院感染高危人群，协助医院感染散发病例前瞻性监测；督促医师及时上报医院感染散发病例，及时填报医院感染病例登记表；每月核对医院感染散发病例登记，抽查在院病例有无漏报现象。目前已监测、监管医院感染散发病例 315 例，报告数逐月增加，无一例医院感染暴发出现。

❷ ICU 的整体布局应该如何设计？

答案：2002 年并没有单独地指导 ICU 整体布局的内容，该规范指出：①以洁污分开为原则，医疗区域，医疗辅助区域以及污物处理区域应当独立分开；②不应在室内摆放干花、鲜花及盆栽。

解析

重症监护室是医院收治危重患者的科室，由于患者抵抗力差，侵入性操作较多，医院感染发生率达 10% 左右。大部分医院感染为侵袭性操作相关感染，包括呼吸机相关性肺炎（VAP）、导尿管相关尿路感染（CAUTI）和导管相关血流感染（CRBSI）等，本研究对 ICU 搬迁前、后 3 项操作的相关性感染发生率进行比较。对于 ICU 在感染控制方面的建筑布局要求，国家专门出台了《重症医学科建设与管理指南（试行）》，指南中就布局、三通道、面积甚至手卫生设施等都做了具体规定。医院建设和管理者亦对 ICU 的建筑布局和流程非常重视，认为医院感染控制的基础是建筑，然而就医院建筑布局对器械操作相关感染的影响的研究较少，且缺失相关数据。ICU 格局变化之后，在其他影响因素变化无明显差异的情况下，医院感染发生率下降，说明医院建筑布局对医院感染有一定的影响，这与国外学者 Sadatsafavi 等的研究结果一致，其在一个模拟案例研究中比较了单间和开放式病房对医院感染的影响，虽然单间病房有更高的建筑成本和运行费用，但避免了更多的医院感染，内部收益率平均值为

56.18%，由此说明是符合卫生经济效益的。故在建设医院前就应考虑医院感染的预防与控制，特别是2003年严重急性呼吸综合征的惨痛教训，使卫生行政部门和医院管理者在新建、改建和扩建的医院项目中首先考虑的是医院建筑的感染控制作用，其也是衡量医院管理的重要标志。VAP、CAUTI、CRBSI发生率在侵袭性操作（使用率）并无变化的情况下没有明显下降，说明建筑布局的改变并不能影响"三管"感染的发生率。主要原因可能是侵袭性操作导致的医院感染与建筑布局的改变并无直接关系，发生感染的病原体大多数并不来源于环境。例如，大多数VAP的发生主要机制是来源于胃肠和口咽部的细菌定植。有学者研究证明，降低胃内病原菌定植可降低VAP的发生率，从而间接证明"胃-肺感染途径"的存在。多项研究也显示，口腔护理和声门下吸引都能有效降低VAP的发生率。也有研究者认为，VAP的病原体来源于鼻窦炎。CAUTI的主要机制是导管产生生物膜，形成生物膜的前提是细菌进入尿道附着于导尿管，其细菌来源主要有两种途径：腔外途径和腔内途径。腔外途径主要是插管时未严格执行无菌操作，以及会阴部和尿道口未清洁等，大部分感染是由此途径引起；腔内途径主要是由于导尿系统未密闭，由集尿袋及其管路引起逆行感染。

CRBSI的细菌来源也可分为腔外和腔内两种途径，腔外途径主要是穿刺部位的细菌及由插管操作者未严格执行无菌操作带来的细菌；腔内途径主要是来源于导管接头及其他部位感染导致的血流传播。因此，要降低VAP、CAUTI、CRBSI的发生率，一定要针对其机制采取相应的预防措施，如针对VAP，可以进行无禁忌证的床头抬高，防止胃肠和口咽部细菌误吸入肺内；氯己定（洗必泰）口腔护理可以减少口咽部细菌的定植，尽量避免抑酸剂的使用，保持胃肠道内pH，减少细菌定植。对于CAUTI，要求插管时严格执行无菌操作，最重要的是保持会阴部及尿道口清洁，针对腔外途径感染主要是保持导尿系统的密闭，防止逆行感染。对于CRBSI，插管时要求比导尿管更严格，要求做到最大的无菌屏障，由于置管部位皮肤的细菌是

CRBSI 的主要来源,严格的皮肤消毒是必需的。有研究证明,使用 2%的氯己定(洗必泰)皮肤消毒可以有效预防 CRBSI 发生。此外,保持通道闭锁清洁,定期更换敷料都是行之有效的预防措施。能够影响"三管"感染发生率的外源性因素最大可能是医务人员的手,手卫生能够降低 40%的医疗相关感染。相关研究显示,手卫生可以明确降低"三管"感染的发生率。本研究结果显示,虽然 ICU 建筑布局得到极大改善,但手卫生设施在改善前已符合要求,且手卫生依从性和速干手消毒消耗量在改善前、后并无明显差异。较好的医院建筑布局能够降低医院感染的发生率,但并不能降低 VAP、CAUTI、CRBSI 等操作相关性感染的发生率,也就是说,医院感染的预防与控制并不能完全依靠建筑布局的改善,过分追求建筑布局的合理性和面积会导致成本增加和消毒维护困难,反而会增加医院感染的机会。Jou 等研究显示,房间面积越大,艰难梭菌感染风险增加,每增加 15.24 m²,感染率增加 3 倍,可能原因是房间越大,需要消毒的面积就越大,造成消毒失败的可能性也就越大。

　　针对各项操作导致的医院感染,最好的预防办法是减少各项操作,或者定期评估,早日去除操作因素,如不能避免,应该依靠多方面的感染控制措施集合,特别是针对每一项操作制订切合实际的预防措施,而不能仅靠建筑布局的改变或单一措施。合理的建筑布局可能降低 ICU 的总体医院感染发生率,但并不能有效降低 VAP、CAUTI、CRBSI 的发生率。

❸ ICU 的床护比应该如何设定?

　　答案:2012 年 ICU 医院感染管理指南(征求意见稿)指出:ICU 护士与床位数之比必须在(2.5~3):1 以上,而此次规范要求:护士人数与实际床位之比应不低于 1:3。

解析

　　重症监护病房是医院感染预防与控制的重点部门。2016 年,国家卫生计生委(今卫健委)颁布的《重症监护病房医院感染预防与控制规范》明确规定了医院 ICU 在医院感染防控方面的各项要求,规范了各级综合医院开展重症监护病房诊疗活动的工作准则,填补了国内重症监护病房医院感染防控工作无标准可依的空白。临床医护人员是医院感染防控工作制度和措施落实的执行者,是医院感染防控的前哨力量。在护理工作中如何保障医院感染的防控措施落实到位是医院感染防控工作的关键,直接关系到医院感染防控的效果。重症监护病房(intensive care unit, ICU)是医护人员应用现代化的医疗设施和复杂的临床监测技术,将人力、物力、危重症患者集中于一处,进行精细监测和强有力治疗与护理的部门。ICU 的发展无疑对挽救危重症患者的生命起到了不可替代的作用,但由于 ICU 的专业特点,客观上决定了它是一个众多医院感染危险因素高度集中的场所,在提高危重症患者抢救成功率的同时,必然存在相关的隐患——医院感染。众多医院感染高危因素的聚集使得 ICU 患者发生医院感染的概率大大增加。ICU 的患者虽然只占整个住院患者数极小的比例,但其医院感染病例数却占全部医院感染病例总数的 20% 以上。文献报道,ICU 医院感染发病率高达 10%~40%,而各类住院患者总体医院感染发病率仅为 3.92%~10%。ICU 患者不仅医院感染发病率较高,发生医院感染患者的病死率也高达 10%~20%,显著高于无医院感染者。因此,ICU 必定是医院感染的重点防控部门,有效的医院感染防控,既可以保障患者和医务人员的安全,同时还可以避免医疗资源的浪费。

2016 年,国家卫生计生委(今卫健委)颁布了《重症监护病房医院感染预防与控制规范》(以下简称《规范》),并于 2017 年 6 月 1 日开始实施。《规范》的颁布,明确规定了各级综合医院重症监护病房在医院感染防控方面的各项要求,规范了各级综合医院开展重症监护病房诊疗活动的工作准则,填补了国内重症监护病房医院感染防控工作无标准可依的空白。

临床医护人员是医院感染防控工作制度和措施落实的执行者,

是医院感染防控的前哨力量,而护士又是接触患者频次最多、接触患者时间最长的医务人员群体。因此,在护理工作中如何保障医院感染的防控措施到位是医院感染防控工作的关键,护理工作中医院感染防控工作的质量将直接关系到医院感染防控的效果。《规范》要求,ICU 应配备足够数量、受过专门训练、具备独立工作能力的专业医务人员,ICU 专业医务人员应掌握重症医学的基本理论、基础知识和基本操作技术,掌握医院感染预防与控制知识和技能。护士人数与实际床位数之比应不低于 3∶1。

调查结果显示,目前我国 ICU 护士人数与床位数之比在 3∶1 以上的医院不到 10%(12/127)。护理人员配备不足会引起护理工作负荷过重,造成护理操作不规范、医院感染防控措施落实不到位,进而导致危重患者护理质量下降;护理人员的工作繁忙也会造成手卫生依从性低、不能有效执行隔离患者的隔离措施等,增加了医院感染发生的风险。美国波士顿哈佛公共卫生学院的研究证实,护理人力资源与患者住院日、医源性泌尿系统感染率、医源性呼吸道感染率、压疮发生率和抢救失败率等指标高度相关。总之,卫生行业标准是规范医疗行为的准则,临床医护人员应认真学习,并根据标准修订本机构的相关制度及操作规范,最重要的是落实到临床实践中去,提高医疗质量,保障患者安全。

❹ ICU 的探视制度如何?

答案:2012 年 ICU 医院感染管理指南(征求意见稿)指出,尽量避免不必要的访客探视;此次规范的指出,应当实行限制探视制度。

解析

重症监护病房是拥有先进仪器设备与专业医护人员专门救治急危重患者的特殊场所,实行封闭管理。为预防感染,家属不能随便进入。全封闭的管理虽然能预防和减少院内感染的发生,保证医护人员的抢救和诊疗工作秩序,有利于患者安全。但是随着生物-心理-社会医学模式的建立,人们逐渐认识到对患者及其家属实施人文关怀、满足他们情感和精神需要的重要性。因此,寻求一种既有利于危重病员的救治,又能充分发挥家庭及社会支持系统的 ICU 探视制度,是近年来 ICU 管理者共同关注的问题。ICU 是危重患者聚集的地方,封闭式的管理,紧张的气氛,往往使患者感到恐惧、焦虑及孤独感。ICU 危重患者需实行 24 小时持续监护、治疗,并随时可能会进行抢救。诸多的不良刺激使患者有生理、心理、社会支持等多方面的关怀需求。家属是 ICU 危重症患者最有力的社会支持来源,家属良好的情绪和积极的心态有助于增强患者战胜疾病的信心,家属探视可增加患者舒适感和安全感,有助于减轻紧张、恐惧心理,这是任何护理措施都替代不了的。ICU 患者家属在患者救治的早期面临巨大的心理压力,担心患者病情随时发生改变,负责筹集昂贵的救治费用且不能时刻陪伴在患者身边,这会使家属产生不同程度的焦虑、恐惧或孤立无援的绝望情绪。孙淑平等对 ICU 患者家属有关限制陪护制度的认知情况调查中发现,家属最关心患者的治疗、预后及病情的变化等。没有家属不希望在患者急性病发作期间陪同在患者身旁。在 180 份对重症监护患者家属的探视需求有效问卷调查中,131 名家属认为陪护使患者心情得到改善,有 165 名家属认为陪护对患者病情的缓解起到积极作用。同时,亲自陪伴患者能使家属及时了解病情变化,在心理上得到安慰,缓解家属因等待消息时的焦虑,减少等待过程的痛苦。合理的探视制度,降低家属的疾病不确定感,有利于缓解家属的心理压力。此外,家属在场有利于了解患者的病情以及医务人员所做的努力,使家属对医务人员的工作给予充分的理解与肯定,从而增加对医务人员的信任感。

　　医院空气污染来源多种多样,其中,患者陪床和探视人员则是病房空气污染来源之一。病房探视人员数量和探视持续时间,对医院病房空气影响较大,特别是冬季,病房相对密闭不通风的情况下更为明显。相关研究发现,每次患者家属探视之后有一个污染高峰,探视时空气培养的菌落计数明显高于非探视时。同时 ICU 重症患者是耐药菌株的储菌库和散播者,成为医院感染的感染源。因此,患者家属探视导致的院内感染的潜在危害不容忽视。对 100 例患者家属洗手前后的监测研究显示,洗手前平均菌落数为 $54.2\,CFU/cm^2$。

国内外各医院 ICU 现有的探视制度主要有以下几种:①完全开放式的探视制度;②半开放式的探视制度;③限制式的探视制度;④完全杜绝探视。各种探视制度各有其利弊:完全开放式探视是以家属的需要为主导的,在家属认为合适的时候可进入病房看望患者,有利于家属随时了解患者的情况,缓解家属的恐惧、焦虑情绪。据统计,国外已有 1/3 的监护室采用完全开放模式,它极好地满足了患者和家属的心理需求。在美国,医护人员认识到家属不再是单独的探视者,而是逐渐成为医护人员的合作伙伴,但这种模式对 ICU 的环境设备要求较高,国内多数医院难以达到如此高的水平。家属执行探视流程的依从性不高,增加了患者院内感染的机会和病区管理的难度,这种探视制度是以患者需求以及病情需要为主导。患者清醒时,可随时请责任护士安排探视;当患者不能提出需求时,由责任护士根据病情来安排是否允许探视,这尊重了患者意愿,并满足家属部分需求,时间上比较灵活,但在一定程度上会影响治疗和抢救。同时,我国内地专科护士的培养和资格认证尚处于起步阶段,ICU 护士在危重患者实验室危急值、高级生命支持技术的效果评价等方面能力较低,责任护士对患者病情判断、合理安排家属探视的能力也尚不足。限制式探视是指对探视人数、探视开始时间和探视持续时间等因素均加以限定的探视制度。这种探视是建立在医院统一的探视政策的基础上再结合各 ICU 的特点而制定的详细制度。这种探视制度充分考虑了 ICU 的病房特点,最大限度地减少对医护人员诊疗救治工作的影响,但不能完全满足家属及患者的心理需求。在限制式探视中,根据医院情况不同又有多种探视形式。传统的入室探视,家属在探望 ICU 患者时,大多采取限制式的入室探视制度,即规定入室探视人数、时间,并要求探视者穿戴隔离衣帽、鞋、口罩等。家属入室后可与患者进行面对面、可接触式交流,床边探视更符合患者和家属的亲情需要。孔令瑜等采取电话交流配合室外探视形式,每天下午 1 小时,患者家属可透过玻璃窗向室内探望,神志清醒的患者可通过电话与其家属和亲友进行交流。朱敏采用新型的较科学的视频探视模式,在视频探视室帮助家属完成探视。神志清楚的患者可通过可视电话与其家属和亲友进行可视画面与语音交流;神志不清或昏迷的患者,家属通过视频可清晰看到患者的状况。为更好地体现人性化服务理念,部分医院以限制性探视为主导,探索出两种探视制度相结合的管理制度,做了些有益的尝试。王小华等通过增加 ICU 家属探视次数,减少了护患纠纷。对于病情突然发生变化的患者,抢救结束病情相对稳定时,医师与家属沟通后允许家属探视一次,让家属有充分的知情权。贾林等实施 ICU 限制性探视结合预约探视制度,在每日固定探视时间的基础上,实行其他时间或特殊情况的预约探视。使家属有更多的时间陪护患者,增加了医护与家属的沟通时间,更好地满足了患者和家属的需求。杨艳蕾等在完善 ICU 家属按需探视制度时,建立多渠道的家属沟通平台。以宣传栏、"ICU 病员家属告知卡"等形式宣传科室探视制度。每周由专人对家属进行健康教育,为转出患者收集意见信息反馈。每月召开家属代表沟通会,建立家属意见本,为家属提供多渠道沟通。王荣等将清单引入重症监护室患者家属探视管理中,根据大多数患者家属的心理需求,就探视时的常见问题做了规范化回答指引,让护士能够了解大多数患者家属的心理,知道其迫切想知道的讯息,做到心中有数,从而变被动为主导,提高有效沟通率,减少了纠纷。胡守娥提出,护士长陪同探视可提高患者和家属的满意度,虽难度大,但意义重大。

随着优质护理服务活动的深入开展,身心并护的理念逐渐深入人心。应结合自己医院的实际情况和重症监护患者的特点,规范ICU专科护士的培养,在严格执行消毒隔离制度的前提下,不拘泥于某一种形式,不断优化探视流程,探索完善探视制度。将人文关怀融入整个探视过程,充分发挥患者家属的积极作用,满足患者情感和精神上的需求,保障患者安全,促进患者康复。

5 感染、疑似感染和非感染患者如何安置?

答案:①应将感染、疑似感染与非感染患者分开安置;②在标准预防的基础上,应根据疾病的传播途径(接触传播、飞沫传播、空气传播),采取相应的隔离与预防措施;③多重耐药菌、泛耐药菌感染或定植患者,宜单间隔离;如隔离房间不足,可将同类耐药菌感染或定植患者集中安置,并设醒目的标识。

解析

严格隔离,在 ICU 室隔离室门口需设醒目标识,严格控制人员流动,对于临床诊疗器械须专用,无法专用需及时消毒、灭菌处理。在隔离室门口配置防护用品,医护人员在和患者接触时须佩戴好防护品。加强预警,每 15 天对 ICU 患者予以梳理,对属于高危人群的,应在床头护理表提醒,及时进行细菌培养,做好预防护理。规范消毒,ICU 所用的消毒液必须即用即配,用浓度卡测定浓度,确保消毒效果。对患者的床品及周边物品的表面定期用消毒液全面擦拭,2 次/天,患者出院后需对床上用品彻底消毒。近年来,多重耐药菌(multidrug resistant organism, MDRO)日益增多,给临床抗感染治疗带来了严重威胁,是当前医院感染控制的一个难点问题。

随着医疗护理技术的不断提高,ICU 在现代化医院中的地位越来越重要。ICU 是急危重症患者集中的区域,但是由于大多数患者在入住 ICU 时病情危重,机体免疫力低下,并且接受大量抗菌药物治疗和有创侵入性检查、治疗措施,这些都容易导致患者发生医院感染。多重耐药菌的感染与 ICU 患者病死率密切相关。因此,ICU 患者多重耐药菌感染已成为医院工作的重点。如何采取综合干预措施预防和控制多重耐药菌在 ICU 的传播、有效降低 ICU 多重耐药菌感染率、防止多重耐药菌医院感染的暴发,已经成为国内外医学界共同关注的难点问题。有研究表明,ICU 医院感染发生率明显高于普通病房,在国内 ICU 医院感染率比普通病房高 5～10 倍。主要病原菌为多重耐药菌,目前由多重耐药菌引起的感染严重影响了医疗安全和患者安全,已成为临床治疗和感染防控中的一个难题。甘庆华研究显示,ICU 多重耐药菌以肺炎克雷伯菌(100.0%)、鲍曼不动杆菌(83.3%)、大肠埃希菌(80.0%)和铜绿假单胞菌(75.0%)为主,主要感染部位为呼吸道(61.9%)、血液(19.0%)和泌尿道(14.3%),本研究结果也证实了 ICU 医院感染以多重耐药菌为主。医院感染暴发事件中主要病原菌和耐药菌都集中在 ICU,多重耐药菌感染患者检出率呈明显上升趋势,预示着多重耐药感染状况日益严峻。王小平等对 ICU 的调查结果显示,其医院感染率为 11.89%,日感染率为 2.99%,其中呼吸机相关性肺炎(VAP)感染率为 2.44%,留置导管相关性泌尿道感染(UTI)感染率为 0.14%,中心静脉插管相关性血流感染(CRBSI)为 0.88%。要预防和控制这些病原菌在 ICU 病房传播,必须采取综合干预措施,避免多重耐药菌感染在 ICU 的扩散,降低感染率、减少并发症的发生、缩短平均住院日、减轻社会和家庭的经济负担。目前,国内对 ICU 多重耐药菌感染的控制主要集中在现状分析上,干预措施的效果研究较少,这将成为我们研究的方向。充足的人力资源是保证医疗安全和避免医院感染的前提条件。主管部门应按照国家规定配备足够的护理人员和其他专业人员,以保证感染控制措施的有效执行。ICU 病房的医护人员应分组、分区域进行医疗、护理活动,减少不必要的医疗操作和医疗环节。

对特殊耐药菌感染的患者尽量安排相对固定的护士进行护理或者实行分组护理,以减少交叉感染的发生。提供足够的人、财、物资源,保证病房各区域的清洁和消毒。严格执行消毒隔离制度严密隔离是控制 ICU 多重耐药菌感染的重要手段,因此,要加大消毒隔离措施的执行力度,所有患者使用固定的血压计、听诊器、体温表等,每天对使用中的所有设施进行物体表面的消毒和擦拭。患者产生的医疗垃圾及生活废物均用双层黄色垃圾袋密封运送,出院后进行彻底终末消毒。ICU 是危重患者抢救治疗的重点科室,同时也是医院感染的高发科室。患者大多是重症患者和术后患者,同时接受大量抗菌药物治疗,进行各种侵入性操作,极易发生医院感染。因此,加强ICU 多重耐药菌感染预防与控制,采取多种综合干预措施,能有效预防和控制多重耐药菌在 ICU 的传播,防止多重耐药菌医院感染的暴发,保证医疗安全。

⑥ 医院感染暴发的处理及干预措施是什么?

答案:2012 年 ICU 医院感染管理指南(征求意见稿)未明确提出感染暴发的具体方案,此规范有具体提出方案:①应制定医院感染暴发报告制度,医院感染暴发或疑似应及时报告相关部门;②应搜集病例资料、流行病学调查、微生物检验,分析可能的传播途径,据此制定并采取相应的控制措施;③对疑有某种微生物感染的聚集性发生时,宜做菌种的同源性鉴定,以确定是否暴发。

解析

自 2001 年开展全国医院感染横断面调查以来,横断面调查替代医院感染发病率调查,成为医院感染监测主要的调查方式。通过多年的实践,推动了我国医院感染监测的发展,建立了医院感染横断面调查与目标性监测相结合的医院感染监测新模式,引导临床医生参与到医院感染控制中,并且使得医院感染管理人员有更多时间检查、督导、落实医院感染控制措施。尽管发表医院感染横断面调查相关文献众多,但少有论文通过全国大样本资料建立可比较数据体系。自 2008 年起借助信息化公共平台进行医院感染横断面调查,参加调查的医院不断增多,2014 年进入数据统计的医院达 1 766 所,较 2012年增加了 34.50%。信息化手段使监测效率大大提高,但从横断面调查的意义上看,频繁地进行横断面调查并不是可取的监测方法。本组调查显示,医院感染现患率为 2.67%;医院感染现患率百分位数显示,不少医院现患率很低,甚至为 0,说明存在漏诊的情况。在常规医院感染监测中,诊断依据信息来源于病历和其他检查结果,由于存在漏写、漏检的情况,床旁调查仍是必要的补充。各科室中综合 ICU 的医院感染现患率最高,医院感染部位中,下呼吸道构成比最高,但不同科别间医院感染部位构成存在差异,如内科、儿科的下呼吸道构成比较其他科室高。

铜绿假单胞菌、大肠埃希菌、肺炎克雷伯菌、鲍曼不动杆菌、金黄色葡萄球菌是医院感染病原体的前 5 位细菌,说明革兰阴性菌仍然是医院感染的重要病原体。Ⅰ类手术患者手术部位感染是医院感染管理质量评价的一项重要指标。本组调查结果显示,Ⅰ类手术患者手术部位医院感染现患率为 1.01%。不同规模医院Ⅰ类手术部位医院感染现患率比较,差异有统计学意义;医院床位数小于 300 张的医院Ⅰ类手术部位感染现患率最高,也仅为 1.14%。

本组调查结果显示,抗菌药物使用率为 35.01%,医院规模越小,抗菌药物使用率越高。一方面是因为规模较小的医院社区感染较多,另一方面也反映出规模较小的医院抗菌药物使用指征掌握不严。Ⅰ类切口手术患者预防性抗菌药物使用率为 27.99%,医院规模越小,预防性抗菌药物使用率越高,说明规模较小的医院在执行国家关于抗菌药物使用的要求方面存在欠缺。另外,本组抗菌药物使用率和Ⅰ类切口手术患者预防性抗菌药物使用率均较吴安华等 2012 年的报道偏低,说明经过多年的抗菌药物专项整治,抗菌药物管理取得一定成效。本组调查显示,治疗性使用抗菌药物者细菌培养送检率为 45.89%,高于刘卫平等报道,低于杨环等报道,说明不同地区间存在一定差异。不同规模医院治疗使用抗菌药物细菌培养送检率不同,规模越大的医院送细菌培养越多,这与规模较大医院感染性疾病较重,耐药性较高有关,也与临床医师送检意识强、检验水平高有关。全国范围仍需进一步加强细菌培养的送检,特别是在规模较小的医院。现有文件要求,将降钙素原和白细胞介素-6 也作为送检指标进行评价,但由于细菌培养在病原学确诊和指导临床治疗上的意义较前两者高,因此,细菌培养送检率仍是评价、推动医院感染诊断和控制的重要指标。

本研究计算出不同指标的百分位数分布,建立了数据标杆,便于各单位进行医院感染相关工作的自我评价,帮助各医院制定感染控制目标。同时,医院感染现患率、I类切口手术部位感染率、抗菌药物使用率、细菌培养送检率等与 2012 年相比均显著改善,多维度表明了医院感染管理取得了成效。

❼ 如何预防中央导管相关血流感染?

答案: ①掌握中央导管留取指征,每日评估留置导管的必要性,尽早拔除导管;②操作时应严格遵守无菌操作技术,采取最大无菌屏障;③宜使用有效含量大于等于 2 g/L 氯己定-乙醇(70％体积分数)溶液局部擦拭 2～3 遍进行皮肤消毒,作用时间遵循产品的使用说明,而在 2012 年 ICU 医院感染管理指南(征求意见稿)中,建议使用 2％洗必泰消毒穿刺部位;④应根据患者病情选择尽可能少的导管,此条建议 2012 年 ICU 医院感染管理指南(征求意见稿)没有明确提出指出,只是建议:权衡利弊,选择合适的穿刺点,成人尽可能选择锁骨下深静脉;⑤不选择股静脉,穿刺部位无感染迹象;⑥如怀疑发生中央导管相关性血流感染时,如无禁忌证则应拔除导管并且进行尖端培养,对于拔出导管并进行尖端培养,这一项在 2012 年 ICU 医院感染管理指南(征求意见稿)未指出。

解析

重症监护室是医院感染防控的重中之重。中心静脉导管(central venous catheters, CVC)广泛应用于重症监护室,开放静脉通路,救治危重症患者。然而 CVC 置管也可能导致中央导管相关血液感染(centralline-associated blood stream infections, CLABSI),额外增加患者的疾病负担和经济负担。严格遵守中心导管置管实践

（central line insertion practices，CLIP），包括置管前手卫生、置管前皮肤消毒、皮肤消毒剂完全干燥后置管及置管前应用最大无菌屏障（maxi-mal sterile barriers，MSB）。现有研究表明，这些措施将显著降低 CLABSI 的风险，并且这些措施的依从性可以非常直观地观测且易于获取。了解干预依从性情况，通过开展针对性的医院健康教育工作，切实提高医护人员医院感染预防措施依从性，从而有效降低医院感染。2009 年，美国疾病预防与控制中心国家医疗保健监测网已经着手开始 CLIP 依从性监测，但是，目前我国还未将 CLIP 监测纳入常规监测内容，且无相关文献报道。因此，我们在全省多家医疗机构开展了前瞻性多中心研究，调查成人 ICU 中 CVC 置管患者的CLIP 依从性，为医院感染防控提供依据和策略。我国在 2009 年卫生部发布《医院感染监测规范》以后，将目标性监测作为我国医院感染病例监测的主要发展方向。为了降低 CLABSI，中国医院协会于2015 年 4 月启动"医院感染预防与控制能力建设"的合作项目，集合数十家部队医院进行医院感染 CLABSI 目标监控尚属首次。

　　本研究收集了 19 家医院的 22 个 ICU 进行为期 14 个月的监测数据，2015 年 4—9 月为干预前的基线调查阶段，经过干预措施培训后，收集的数据作为干预后的监测数据。调查结果显示，干预前后的CVC 的使用率和千日发病率均高于曾翠和任军红的报道，存在差异，这主要是由于现阶段各医院的治疗水准不一致，患者病情严重的程度有较大差异，或诊断标准的掌握存在偏差等。干预后 CVC 的使用率略微高于干预前，差异有统计学意义，但 CLABSI 千日发病率并没有升高，与干预后相比较，差异无统计学意义，说明干预有一定成效，有利于 CLABSI 的预防，也与曾翠的报道一致。

　　此次调查的 CLABSI 感染病原体中，检出最多的是肺炎克雷伯菌，其次是鲍曼不动杆菌和铜绿假单胞菌，它们是医源性感染中重要的条件致病菌，特别是耐碳青霉烯类菌株不断增加，应引起临床高度重视，需要在合理使用抗菌药物、防止交叉感染等方面防控病原体产生耐药机制。凝固酶阴性葡萄球菌尤其是表皮葡萄球菌，在正常情况下仅存在于皮肤表面并不致病,但如果隐藏在穿刺部位的皮脂腺、汗腺和皮肤皱褶处的细菌随穿刺进入血液,即很容易导致导管相关感染,因此导管接头处的细菌定植也是其发病机制之一,由此可见,严格无菌操作、正确洗手、及时更换敷料、合理选择消毒剂等干预措施对预防 CLABSI 非常重要。

目前推行的中央导管插管干预组合包括:手卫生、最大无菌屏障、氯己定消毒液消毒皮肤、尽可能避免股静脉置管。这些插管干预组合可使 CLABSI 发生率减少。由于腹股沟部邻近会阴部,周围细菌菌落数明显高于锁骨下及颈部,此部位解剖结构及护理难度使得股静脉插管更易发生血流相关性感染,因此 CVC 应首选锁骨下静脉,尽量避免使用颈静脉和股静脉。通过干预,股静脉与多部位同时置管的比例减少,锁骨下静脉置管比例增加,差异有统计学意义($P<0.01$),说明干预后基本达到预期目标。由于氯己定与皮肤有良好亲和性,从而持续抗菌作用较强,因此,美国选用 2% 氯己定作为皮肤消毒的首选,有文献证明,用 2% 洗必泰做皮肤消毒准备比 0.5% 的碘伏或 75% 乙醇更优于减少 CRBSI 的发生。Heiner 等的前瞻性临床试验显示,使用洗必泰浸透的敷料覆盖在穿刺部位,能降低导管出口位置的细菌定植率,显著减少 CLABSI 的发生率。干预后的调查结果显示,氯己定的使用率从干预前的 28.9% 提升到 36.3%,差异有统计学意义。手卫生工作的有效落实对降低医院感染率起到非常重要的作用,在此次研究中,在对医务人员的教育和培训阶段,要求置管者按照《医务人员手卫生规范》,认真洗手,无明显污染时可使用手消毒剂擦手,以防止手传播病原菌。干预后 ICU 医务人员手卫生的依从性较干预前明显提高,从 75.80% 上升到 83.1%,但仍未达到卫生部要求的 95%,须在今后的工作中有待进一步加强督导。其他一些干预措施如置管者戴口罩、戴帽子、戴无菌手套、穿无菌手术衣(有一项不合格即为不合格);置管时应遵守最大无菌屏障原则的要求,铺大无菌单(巾),覆盖除穿刺部位以外的全身。这些干预措施执行的合格率均有不同程度的提升。对中央导管插管

的干预组合策略在预防导管相关血流感染方面有较好的效果,但是这种效果是有限的,在导管使用率高且留置时间较长的情况下,维护干预组合更为重要。维护干预组合包括:日常检查置管部位、评价并记录导管是否需要继续留置、必要时在插管部位使用含氯己定的海绵敷料、操作导管前进行手卫生、保持中央导管连接端口的清洁,注射药物前,应用合适的消毒剂(氯己定乙醇、聚维酮碘、70％乙醇)用力擦拭消毒至少 15 秒,如海绵敷料有血迹等污染时,应当立即更换,防止细菌的繁殖。医护人员自身的卫生安全不到位,如未穿着工装裤等,也是主要的危险因素。专职人员每日对患者插管情况进行严密评估的同时并记录。干预后此项执行的合格率提高到 90.0％,说明防控措施的依从性和准确性可以通过积极推进而落实,因此对医务人员进行相关知识的教育、培训,可以增强预防 CLABSI 的意识。

综上所述,通过目标性监测,能较好地描述和掌握 CLABSI 的发病水平和危险因素,还可以根据监测结果评价实施某种或某些干预措施的有效性,从而达到降低 CLABSI 感染率的目的。

---

⑧ 如何预防导尿管相关尿路感染?

答案:①置管大于 3 天者,宜持续夹闭,定时开放;②保持尿液系统的密闭性,不宜进行常规膀胱冲洗;③普通导尿管应 7～10 天更换,这一项在 2012 年 ICU 医院感染管理指南(征求意见稿)未指出。

解析

卫生部(今卫健委)2010 年颁布《导尿管相关尿路感染预防与控制技术指南》中关于 CAUTI 诊断标准如下:患者出现尿频、尿急、尿痛等尿路刺激症状,或者有下腹触痛、肾区叩痛,伴有或不伴有发热,并且尿检白细胞男性大于或等于 5 个/高倍视野,女性大于或等于 10 个/高倍视野,留置导尿管者应当结合尿培养结果。病原学诊断是在临床诊断的基础上,符合以下条件之一：清洁中段尿或者导尿留取尿液(非留置导尿)培养革兰阳性球菌菌落数≥104 CFU/mL,革兰阴性杆菌菌落数≥105 CFU/mL;耻骨联合上膀胱穿刺留取尿液培养的细菌菌落数≥103 CFU/mL;新鲜尿液标本经离心应用相差显微镜检查,在每30个视野中有半数视野见到细菌;经手术、病理学或者影像学检查,有尿路感染证据。

美国疾病预防与控制中心报道,尿路感染的发生率在医院感染中占第1位,约占所有医院感染患者的40%,留置导尿管引起的尿路感染占尿路感染的70%~80%。医院成人住院患者中有12%~16%患者在入院后的某些时间段需要使用导尿管。2011年,美国医疗卫生安全网(NHSN)报道的CAUTI发生率为(0.2~4.8)例/1 000插管日。数据显示,美国平均每年使用3 000万根导尿管,使用过程中会导致100万例患者发生CAUTA。全美每年罹患CAUTI的患者超过100万例。国内报道,尿路感染占医院感染的20.8%~31.7%,仅次于呼吸道感染,且75%~80%的感染与使用导尿管有关。CAUTI一旦发生,势必导致住院时间延长、医疗成本增加、死亡率上升,且会加重患者病情,影响患者的预后和生活质量,延长住院时间,增加医疗负担,造成医疗资源的浪费。研究表明,CAUTI导致平均住院时间延长1~2天。如果感染导致复杂的菌血症,将会导致住院时间延长2.4~4.5天。据统计,CAUTI 1年平均消耗4.5亿~5.7亿美元治疗费。Linda等研究表明,如果采取推荐的预防措施,17%~69%CAUTI是可以预防的,即全美每年CAUTI相关的380 000例感染和9 000例死亡是可以避免的。因此,有效预防和控制CAUTI的发生,是亟待解决的问题。

CAUTI危险因素的研究在病例选择、样本量、对CAUTI概念界定、实验类型、评价指标等方面变异较大,实验结果不尽一致,结论不尽相同。有必要采用荟萃分析全面评价多位学者进行过的尿路感染危险因素的研究。推广科学、可操作的CAUTI早期预警评分,将其应用于留置尿管的患者,早期评估尿路感染的风险,尽早进行干预,从而降低尿路感染的发生率,减少患者不必要的痛苦,改善预后,进一步降低患者住院费用,节约卫生资源成本。同时改善临床经验性护理现状,培养护士运用循证证据管理患者的系统思维,帮助护士识别高风险患者,以提高护理质量及工作效率,减少护士不必要的工作时间和护理服务中的风险。保持会阴部清洁:每日进行会阴部护理2次,保持尿道口清洁,用0.5%聚维酮碘溶液消毒尿道口及尿管近端10 cm左右;有大便失禁者,清洁以后给予消毒处理。多饮水达到内冲洗的作用:对病情允许者,鼓励能自己饮水者多饮水,3 000 mL/d,多饮水能稀释尿液,达到内冲洗的目的,减少尿中沉渣黏附尿管周围,减少细菌入侵,预防尿路结石等形成。锻炼膀胱功能,缩短留置尿管时间:有自主意识者,教会其做缩肛运动,每做5秒后放松,20～30次/天,达到锻炼盆底肌肉的作用。有自主尿意者,根据其尿意放尿,尽早恢复膀胱功能,缩短留置导尿的时间。ICU患者留置导尿管尿路感染发生主要危险因素包括女性、高龄、住院时间长、使用抗菌药物、留置导尿管时间长、基础疾病等。

插尿管是一种侵入性操作,一方面,病原菌可通过导尿管或导尿管外表与尿道黏膜的空隙上行引起感染;另一方面,尿管对尿道的机械刺激,也可使尿道分泌物增多,适宜细菌繁殖和扩散。本次研究发现,ICU患者留置尿管时间长,≥7天感染率最高(37.17%)。留置时间过长可破坏尿道正常的生理环境,使局部抵抗力降低引起感染。韦咏坊研究显示,留置导管少于10天,尿路感染发生率为39.1%,10天以上者为82.3%,15天以上尿路感染发生率达100%。因此应每天评估病情,评价留置导尿的必要性,可缩短留置导尿的时间,减少留置导尿尿路感染的发生。

女性患者比男性患者更易发生尿路感染,主要与女性患者泌尿道解剖结构有关,尤其是老年女性患者年龄大、抵抗力下降、尿道松弛,更易发生感染。对于女性患者留置导尿操作,应加强清洗消毒和会阴部护理,以减少尿路感染的发生。

ICU患者使用抗菌药物时间≥5天发生留置导尿尿路感染越

多。临床高效广谱抗菌药物大量使用,不仅使尿路感染的病原菌发生变迁,也使病原菌对抗菌药物耐药率不断增加。留置导尿管 7 天、14 天感染病原菌大多数对常用抗菌药物产生耐药性,其中,第 7 天感染病原菌耐药率≥71%,第 14 天感染病原菌耐药率≥82%。临床应根据病情、药物敏感性试验结果等选择使用抗菌药物,尽量减少耐药菌株的增长。

研究显示,ICU 患者发生尿路感染病原菌主要是革兰阴性菌,占 61.32%(65/125),其中,大肠埃希菌占 52.30%(34/65),居首位,产超广谱 β-内酰胺酶的大肠埃希菌感染率不断上升且因多重耐药使治疗棘手。肠球菌属、真菌、变形杆菌属、葡萄球菌属等构成比,与相关文献报道一致。因此,对于基础疾病严重以及有上述易感因素者,临床中应加强观察及护理,及早进行尿常规及尿细菌培养,及时合理治疗,减轻患者痛苦。

❾ 手卫生设施如何要求?

答案:①应配备足够的非手触式吸收设施和速干手消毒剂,洗手设施与床位数比例应不低于 1∶2,单间病房应每床 1 套,WST313 医务人员手卫生规范未提出洗手设施与床位的具体比例;②应使用一次性包装皂液,WST313 医务人员手卫生规范只提出:宜使用一次性包装;③每床应配备速干手消毒剂,WST313 医务人员手卫生规范只是强调了手卫生设施的设置应方便医务人员使用,对是否每张床应配备速干手消毒剂未提及;④干手用品应使用一次性干手纸,WST313 医务人员手卫生规范只是提出:应配备干手物品,也包括需要清洁灭菌的干手毛巾,在此规范中:只保留使用一次性干手纸。

解析

提高护理人员手卫生是控制医院感染的有效途径,医护人员的双手是病原菌最主要的传播媒介。医院感染的病原体从感染源排出后,传播到护士的手,如果手卫生执行不好,病原体可通过护士的手传播给所接触的患者,在新的宿体内生长繁殖。

　　ICU 收治对象均为危重症患者,本身就存在院内感染的危险因素,如休克、重大创伤、昏迷、误吸等相关因素,年龄大于 70 岁,基础疾病(COPD、糖尿病)、免疫抑制剂应用等内在因素,以及机械通气和湿化、气管插管和气管切开、有创性诊断和治疗的操作、抗生素的应用等治疗相关因素。上述因素使得危重患者医院感染的患病率达到了普通患者的三倍以上,如果护理人员手卫生的依从性低,极易造成 ICU 患者发生院内感染,故 ICU 护理人员的手卫生尤为重要。有资料表明,加强医护人员洗手,可降低 50% 的医院感染率,加强手卫生的物资消耗费用显著低于医院感染所需治疗费用,说明推广手卫生具有很大的成本效益,并且其潜在效益可能超出其本身的价值。因此,加强护理人员进行手卫生知识培训,提高其对手卫生规范的依从性是当务之急。ICU 护理人员手卫生执行情况及其影响因素调查结果显示,ICU 护理人员在进行各种操作后的手卫生执行情况均高于操作前护理人员手卫生依从性低的主要原因是工作繁忙、工作量大,其次是护理人员认为操作给患者及护理人员带来的危险并不大,排在第三的是反复洗手麻烦,费时间,甚至部分护理人员认为在 ICU 内不是耐药菌感染患者,没必要严格执行手卫生。上述调查说明,护理人员对清洁和消毒的指征缺乏正确的认识,护理人员手卫生行为有待规范,预防医院感染的知识培训工作有待加强。另外,可使用快速手消毒剂提高护理人员手卫生的依从性。使用快速手消毒剂节省时间,携带方便,对皮肤刺激小,能有效提高护理人员手卫生的依从性。本院采用的快速手消毒剂为浙江诗洁生物制药有限公司生产,以醋酸氯己定为主要成分,含量为 0.9%～1.0%,可杀灭化脓性球菌、肠道致病菌和致病性酵母菌等细菌。医院感染管理科应加强护士认知行为教育,提高护士对手卫生重要性的认识,进而提高护士对手卫生的依从性。医务人员手卫生包含普通洗手、卫生手消毒和外科手消毒。据报道,医院感染中医务人员手传播细菌所致约占 30%,所以洗手是控制医院感染最简单、最有效、最经济的方法。本调查结果显示，某院重症监护室工作人员手卫生依从率为 43.9%，与韩黎等报道的 40.0%～50.0%接近，分析原因是本调查时间主要集中在收治、转出和科室大查房阶段，工作繁忙直接影响手卫生执行情况，加之，一个工作人员管多个患者，人力资源配备也直接影响到手卫生的执行情况。

调查发现，工作人员中护士手卫生依从率、合格率较医师高，护工依从率、合格率最低，与相关文献报道一致。分析原因是护士接触医院感染控制方面知识较多，而医生对手卫生知识和执行等方面意识淡薄。提示今后开展手卫生教育时应将这三类人员作为重点培训对象。本调查结果显示，护工普遍有将戴手套代替洗手的习惯，且脱手套后未洗手，易引起交叉感染。

资料显示，工作人员在接触患者后手卫生依从率明显高于接触前，与黄辉萍等报道的一致，尤其在接触完患者血液、体液洗手依从率明显高于其他操作，表明医护人员更注重操作后洗手。分析原因，医护人员预防交叉感染意识淡薄，未认识到手卫生双向防护的重要性。

⑩ 安装空气净化系统的 ICU 应该如何消毒出、入风口？

答案：安装空气净化系统的 ICU，空气净化系统出、入风口应每周清洁消毒 1～2 次，与 2012 年医院感染管理指南相比，对空气净化系统的出、入风口每周消毒次数更为明确。

解析

目前常见的空气净化装置一般通过离心风机和高效过滤器组合设计实现车厢内空气循环和净化。应用该法研制的产品经过较长时间使用后，高效过滤器表面会滞留较多积尘，含有微生物的固体颗粒会积聚，出现长期污染滤纸等材料难以清洗、高效过滤器过滤效率降低、净化效果难达标等问题。近年来研究表明,纳米材料制成的 TiO_2 纳米粒子在紫外线照射下可与水进一步反应,生成反应活性较高的羟基和过氧化氢等分子团,几乎能完全分解各类有机物,生成无毒副作用的小分子产物,可广泛应用于净化空气、消毒灭菌、污水处理等领域。根据这一原理,综合集成 TiO_2 纳米材料制成的过滤网、紫外线灯、高效过滤器、离心风机等设备,研制一种在重症监护型救护车上使用的空气净化装置。本文的方法是在中、高效过滤器组合设计的基础上,在其间加入纳米材料光触媒技术。具体做法是通过设置一种波长 254 nm 紫外线灯照射表面涂覆纳米光触媒材料的过滤网,激发 TiO_2 表面粒子产生超氧化物阴离子自由基,通过破坏细菌的细胞膜、固化病毒蛋白质等方式使空气中的微生物失去活性,从而实现消毒灭菌的目标。由于纳米光触媒过滤网上 TiO_2 材料的电子禁带宽度为 312 eV,其发出的光子能量足以激发 TiO_2 材料和空气中的水分子发生光催化反应,生成超氧离子和过羟基,从而能与空气中含有细菌、病毒等生物大分子团相互作用,通过氧化反应破坏它们的细胞结构,起到杀菌、消毒的作用。当空气中的细菌、病毒通过光触媒过滤网时由于被氧化而失去活性。车厢内的空气从空气净化装置的进风口流入,依次通过中效过滤器、纳米光触媒过滤网、离心风机,再通过高效过滤器送入车厢内的送风管道,经出风口送入车厢。其中,中效过滤器主要滤除较大的空气尘埃等固体颗粒,光触媒过滤网主要分解空气中可能含有的细菌、病毒微生物和气溶胶,高效过滤器主要对空气中的细小颗粒物进行滤除,从而实现三级过滤、多重消杀、送风安全洁净的目的。

(1) 重症监护型救护车空气净化系统不仅能实现对救护车医疗舱内空气温湿度调节,还具有空气净化功能,特别是紫外线灯光激发的纳米光触媒材料,能在空气净化系统送风的同时,实现对空气中含有的细菌、病毒等微生物进行灭菌、消毒和过滤净化,从而营造一个良好的重症监护微环境作业空间。

(2) 对重症监护型救护车空气净化系统防护效果的评价试验表

明,在救护车空气净化系统正常运行状态下,医疗舱内空气中>0.5 μm
和>5 μm 的尘埃粒子平均浓度均远低于标准限值,达到了 10 万级
(相当于 ISO 8 级)空气洁净度的技术要求。空气细菌菌落总数的实
测值也远低于标准限值,空气洁净度和空气细菌菌落总数均满足相
关技术要求,达到了国家标准对重症监护病区的相关卫生学标准要
求。重症监护型救护车是一种用于远距离长途运输重症伤病员的救
护车,并在运送途中可能根据伤病员的情况,具备随时开展紧急救命
手术等医疗活动能力。如对于创伤类伤病员的转运,目前已由单纯
运送型向集急救与运送为一体的监护型转变,如遇途中伤病员生命
体征突发变化等情况,急需呼吸支持、循环支持等基础生命支持,若
开展此类紧急救命手术,则应对车内空气环境质量具有一定限制要
求,以保证手术环境的安全。目前针对在此类重症监护型救护车内
实施手术操作,对车内卫生学环境的要求往往参考相关医院消毒卫
生标准和洁净手术部建筑技术规范,此类标准通常针对医院建筑用
房而提出,对于在室外广泛使用的机动型重症监护型救护车应采用
标准的适用性值得进一步研究。

⑪ 呼吸机应该如何消毒?

答案: ①呼吸机外壳及面板应每天清洁消毒 1~2 次;②呼吸机
外部管路及配件应一人一用一消毒或灭菌,长期使用者应每周更换;
③呼吸机内部管路的消毒按照厂家说明书进行。2012 年医院感染
管理指南中对呼吸机是这样消毒的,呼吸机及附属物品: 500 mg/L
含氯消毒剂擦拭外壳,按钮、面板则用 75%乙醇擦拭,每天 1 次。耐
高热的物品如金属接头、湿化罐等,首选压力蒸汽灭菌。不耐高热的
物品如一些种类的呼吸机螺纹管、雾化器,首选洗净消毒装置进行洗
净、80~93 ℃消毒、烘干自动完成,清洁干燥封闭保存备用。亦可选
择 2%戊二醛、氧化电位水、0.1%过氧乙酸或 500 mg/L 含氯消毒剂
浸泡消毒,无菌水冲洗晾干密闭保存备用。不必对呼吸机的内部进

行常规消毒。

　　机械通气是临床上常用于救治危重患者的重要手段之一,但是长期使用机械通气可引起患者呼吸机相关性肺炎(VAP),加重患者病情,增加临床治疗难度。机械通气期间呼吸机管路、附件等一旦被污染,就成为导致 VAP 的危险因素之一。因此,有效清洗消毒呼吸机管路,对于降低 VAP 发病率有重要意义。VAP 是机械通气治疗常见并发症及导致患者死亡的重要原因,8.0%～78.0%的机械通气患者可发展为 VAP,其病死率可达 24.0%～50.0%,甚至 76.0%。我院以患者安全为首要宗旨,不断规范消毒物品的管理。我院消毒供应中心(CSSD)采取集中管理,将全院各个临床科室的呼吸机管路及附件由 CSSD 负责回收、清洗、消毒和灭菌,取得较好效果,现报道如下:去污区护士清点核对呼吸机管路及附件并记录数量和拍照。呼吸机管路及附件先预处理(在流动水下冲洗,用清洗刷刷洗呼吸机管路及附件表面和内腔的痰液、血液等污染物,用压力水枪冲洗呼吸机管路及附件内腔),拆卸到最小单位清洗。预处理后,正确装载,将呼吸机管路及附件一端与呼吸机管道清洗架喷水接口一对一相连接牢固,并固定于清洗架支架上;送进全自动清洗消毒器,关上并锁好舱门,选择程序 P4,按开始键,全自动清洗消毒器和配套专用呼吸机管道清洗架自动运行程序包括:预洗(温水冲洗 1 分钟)→主洗(水温加热至 35℃开始进 1∶400GD-ZYME3M 高效多酶清洗剂,水温加热至 55℃,维持 5 分钟清洗)→漂洗(漂洗两次,把酶冲洗掉)→终末漂洗→湿热消毒(温度 90℃、时间 5 分钟)→干燥(温度 75～80℃、时间 25 分钟)。全自动清洗消毒器对呼吸机管路及附件的清洗、湿热消毒过程都采用纯化水,电导率≤15 μS/cm(25℃),检测电导率 3～7 μS/cm(25℃)。清洗消毒、干燥程序运行完毕后,应每批次监测清洗消毒器的物理参数是否符合要求,确认合格后打开清洗消毒器清洁侧舱门,洗手后戴无菌手套取出清洗消毒后的管路及附件,卸载到器械检查台。每月将清洗效果检测系统监测卡放于全自动清洗消毒器内和呼吸机管路及附件一起清洗消毒,对全自动清洗消毒器的性能质量进行监测。

呼吸机管路及附件经全自动清洗消毒器和配套专用呼吸机管道清洗架集中处置后,目测法检测1 800件呼吸机管路及附件合格率为99.8%;细菌采样法检测随机抽样180件呼吸机管路及附件细菌培养均为阴性,无细菌生长,合格率均为100.0%,达到高效消毒要求。

呼吸机管路清洗消毒器性能测试结果,呼吸机管路采用清洗效果检测系统监测卡的红色模拟有机物完全脱色,说明全自动清洗消毒器性能良好。呼吸机管路按位置特征可分为内管路、外管路两大部分,其中外管路通过鼻罩、面罩或人工气道(经口或经鼻插管、气管切开术)与患者呼吸道连接形成呼吸回路,容易相互污染。有研究显示,呼吸机及湿化管道污染增加VAP发病率。所以,当呼吸机管路消毒、灭菌不彻底,均可能发生交叉感染。降低VAP的发生是一个系统性、综合性的工程,而加强呼吸管道系统的管理,是预防VAP的有效途径之一。故呼吸机管路及附件使用后的清洗消毒和灭菌十分重要。呼吸机管路是由湿化器、集水器、螺纹管以及各种接头等部件构成,腔细小且潮湿,微生物极易繁殖,清洗标准高、难度大。如未彻底清洗,污物累积,则导致下次清洗难度加大。

⓬ **普通患者交叉使用的医疗器械应如何清洁消毒?**

答案: 普通患者交叉使用的医疗设备(如超声诊断仪,除颤仪,心电图机等)表面,直接接触患者的部分应每位患者使用后立即清洁消毒,不直接接触患者的部分应每周清洁消毒1~2次。

解析

医疗器械、物品消毒灭菌是医源性感染防控最主要的基础环节之一,直接关系到医疗质量和医疗安全,是卫生监督部门依法实施监督管理的重要内容。

上海市近年来针对医疗器械、物品消毒灭菌开展了一系列的监管工作,取得了一定的成效,但在监督检查中也发现一些类似的安全隐患和问题在不同医疗机构之间,甚至同一医疗机构内部反复出现。为了避免或者减少类似的、可预防的错误发生,提高监管效率,本课题针对医疗器械、物品消毒灭菌过程进行风险排摸,制定风险指标体系,对日常医疗器械、物品消毒灭菌监管情况进行监测、分析,通过一定的预警机制进行风险提示、早期干预。为了规范医疗器械、物品的消毒灭菌管理,预防和控制医源性感染,《传染病防治法》《医院感染管理办法》《消毒管理办法》等法律法规都对医疗器械物品的消毒管理提出了明确的要求,原卫生部先后颁布了《消毒技术规范》《内镜清洗消毒技术操作规范》《医疗机构口腔诊疗器械消毒技术操作规范》《血液透析器复用操作规范》《医院消毒供应中心管理规范》《医院消毒供应中心清洗消毒及灭菌技术操作规范》《医院消毒供应中心清洗消毒及灭菌效果监测标准》等相关法规及标准,从法律规范的角度对医疗器械的消毒灭菌作出了非常具体的规定。不仅从法治层面加强医疗器械消毒灭菌的监管力度,而且随着相关配套标准、规范的出台,使得医疗器械、物品消毒灭菌的监督管理变得具有可操作性。

近年来,随着医疗器械物品消毒灭菌有关的法律、法规、标准、规范的逐步出台完善,针对医疗器械消毒灭菌的监管工作也不断强化。虽然从整体上看,医疗器械、物品消毒灭菌规范化管理工作取得了很大进展,但由于医疗器械和医疗技术的复杂性、消毒灭菌管理模式的多样性、管理水平和管理措施良莠不齐等现状,导致不少医疗机构在医疗器械消毒灭菌管理方面差距较大,仍然存在许多不规范之处,同样的问题在不同的医疗机构之间反复出现,不仅监管难度大,并且监管效果不佳,一些重大问题反映不够及时。为此,迫切需要对繁杂的监管信息实时分析汇总,分析主要存在的问题和风险,通过信息反馈,建立风险指标预警机制,增加监管信息的实时利用效果,通过风险。

医疗器械、物品的消毒灭菌规范管理是医院感染、医源性感染防控的核心内容之一,也是防控血源性传染病传播的重点环节。多起与医疗器械消毒灭菌质量有关的乙肝、丙肝医源性感染暴发事件和多重耐药菌的感染也提示,医疗器械的使用远没有达到安全无害的程度,稍为疏忽就会酿成重大医疗安全事故。通过医疗器械消毒灭菌风险监控指标系统,把本市连续多年来在医疗器械消毒灭菌的经验转化为可广泛借鉴的举措,使之成为医疗安全防控网络的有机组成部分。

⑬ 床单位的清洁消毒怎么做?

答案:床栏、床旁桌、床头柜等应每天清洁消毒 1～2 次,达到中水平消毒;床单、被罩、枕套、床间隔帘应保持清洁,定期更换,如有血液、体液或排泄物等污染,应随时更换;枕芯、被褥等使用时应保持清洁,防止体液浸湿污染,定期更换,如有血液、体液或排泄物等污染,应随时更换。2012 年医院感染管理指南建议:床栏、床旁桌、床头柜,每天用 500 mg/L 含氯消毒剂擦拭。电话按键、电脑键盘、鼠标等,应定期用 75% 乙醇擦拭消毒。当这些物品有血迹或体液污染时,应立即使用 1 000 mg/L 含氯消毒剂擦拭消毒。为避免含氯消毒剂对物品的腐蚀,消毒一定的时间(通常 15 分钟)后,应使用清水擦抹。

解析

病床上的床单、床垫、枕芯、棉被、毛毯等统称为床单位。目前,医院对床单位的消毒通常采用日光曝晒、换洗和紫外线灯近距离照射的方法。这些方法只能达到浅表的消毒作用,不能彻底有效地杀灭潜于床单元深层的病菌。为了对床单位进行有效消毒,采用臭氧床单位消毒机进行床单位消毒,并将臭氧消毒和紫外线消毒的消毒。

臭氧床单位消毒机的高效性是利用辉光放电形式产生臭氧(O_3),采用真空压缩技术对床单位进行渗透性消毒,穿透力强。该气体属强氧化剂,具有广谱杀微生物作用,其杀菌速度较氯快300～600倍。臭氧还是一种广谱杀菌剂,它可氧化分解细菌的葡萄糖氧化酶,脱氢氧化酶,杀灭细菌繁殖体和芽孢、病毒、真菌等,可破坏肉毒杆菌毒素。而紫外线对多数微生物具有杀灭作用,但其释放能量低,穿透力弱。易受尘埃、物体的遮挡,仅在2 m直线距离内有效。照射范围窄,远距离照射效果差,消毒不能达死角。

臭氧床单位消毒机的环保与安全性:臭氧床单位消毒机在密闭消毒过程中几乎无臭氧泄漏及毒害物残留,并且臭氧的半衰期仅为20分钟,消毒结束30分钟后,待臭氧完全分解还原为氧气再打开消毒罩,而且噪声小。医护人员在病房内可按顺序正常工作,有利于环境保护和人体健康。而紫外线对人体皮肤黏膜和眼睛有烧伤作用,长期接触使用可导致白细胞下降和皮肤癌,且消毒时产生的臭氧刺激性强,患者难以接受。

臭氧床单位消毒机消毒效果的可靠性:医院的床单位几乎被患者的各种体液和血液污染,床单位已成为医院感染的主要媒介之一。在本研究中,金黄色葡萄球菌、大肠埃希菌、铜绿假单胞菌、鲍曼不动杆菌、白色念珠菌均为临床常见条件致病菌。两种消毒方法在同一时间单位内,对表层的消毒效果无明显差异,但对下层床垫的效果明显优于紫外线照射消毒法,可有效预防院内感染与交叉感染。控制医院感染、提高医护质量是一项全方位的综合性管理,ICU作为全院各种危重患者集中的科室,更易发生交叉感染,因此被服类物品的消毒是非常重要的一个方面。臭氧床单位消毒机可保持床单位洁净,是一种较为理想的消毒器具。

⑭ 便器的清洗消毒怎么做?

答案:便盆及尿壶应专人专用,每天清洗、消毒;腹泻患者的便盆应一用一消毒;有条件的医院宜使用专用便盆清洗消毒机处理,一用一消毒,对于使用专用便盆清洗消毒机,在2012年医院感染管理指南(征求意见稿)中未提及。

 解析

　　为了更好地预防感染,对于一些患有乙型肝炎、丙型肝炎及特殊传染性疾病患者污染的便器,需严格按照医院感染监测要求,先使用0.1%含氯消毒液在专用浸泡容器内加盖浸泡大于 30 分钟,再按要求放置在便器消毒机内清洗消毒。便器这一类器具在医院内使用广泛,以往对这类非侵入性用具大多采用有效氯浸泡,有强烈的刺激性气味,对医护人员和环境均有损害。并且需要在污洗间设立浸泡池,占地面积大,影响美观,与病房环境不相符。有效氯溶液受有机物影响大,消毒液不稳定,需专人每天配置更换,并随时监测消毒液的浓度,无形中增加了工作量。遇到便器较多,污染严重时更需及时更换消毒液,否则很难达到消毒效果。另一方面,由于目前便器均为塑料制品,质地较轻,易漂浮于水面,造成不能完全浸泡,使大、小便器腔内不能彻底被消毒液浸泡,影响消毒效果。MELKO 便器消毒机,外观美观,操作简单,在充分满足普通外科患者多、需求量大、使用频繁的同时,有效无毒,简便经济,省时省力。严格的人员培训,对患者及家属加强医院感染相关知识的健康教育,切断可能引起感染的各个环节,规范化的管理是确保便器消毒质量、切断感染途径、预防医院感染的关键。

⑮ 患者的医疗器械和设备如何清洁消毒?
　　答案: 一般性诊疗器械(如听诊器、叩诊锤、手电筒、软尺等)宜专床专用;多重耐药菌感染或定植患者使用的医疗器械、设备应专人专用,或一用一消毒。2012 年医院感染管理指南,诊疗、护理患者过程中所使用的非一次性物品,如监护仪、输液泵、微量注射泵、听诊器、血压计、氧气流量表、心电图机等,尤其是频繁接触的物体表面,如仪器的按钮、操作面板,应每天仔细消毒擦拭,建议用 75%乙醇消

毒,未提及专床专用。

　　器械消毒严格管理可有效提高手术器械的灭菌效果。通过规范化管理,减少工作人员疏忽大意造成的器械消毒不理想的结果;提前准备手术器械并检查手术器械消毒效果可避免手术中应用器械不到位造成的手术时间延长;对手术器械的消毒严格把关在提高手术器械的消毒合格率的基础上尽可能地降低器械上的菌落数,从而尽可能地避免患者因手术器械因素所带来的感染;对手术室里相关人员进行感染知识培训,提高其无菌观念及感染的危险性认识,从而提高器械的消毒及灭菌效果,降低患者术后感染率,因而观察组患者切口愈合时间较对照组短。周雪等研究在观察管腔类手术器械清洗质量控制方法的改进及效果时发现,手术器械严格清洗管理对提高器械消毒合格率及降低手术感染率的重要性。观察组手术时所用的手术器械消毒质量较高,降低了手术感染的概率;同时提前准备好手术器械,便于手术顺利进行,缩短手术时间,从而降低手术感染率。丰优华研究在实施管腔器械的清洗消毒管理措施时,发现器械消毒严格管理对提高器械消毒质量具有重要作用。

（邵小平　蒋卓娟）

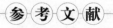

［1］ Zhang Y, Zhang J, Wei D, et al. Annual surveys for point-prevalence of healthcare-associated infection in a tertiary hospital in Beijing, China, 2012 – 2014 ［J］. BMC Infect Dis, 2016(16): 161.

［2］ 文细毛,任南,吴安华,等. 全国医院感染监测网 2012 年综合 ICU 医院感染现患率调查监测报告［J］. 中国感染控制杂志,2014,13(8): 458 – 462.

［3］ Abdel-Wahab F, Ghoneim M, Khashaba M, et al. Nosocomial infection surveillance in an Egyptian neonatal intensive care unit ［J］. J Hosp Infect,

2013,83(3):196-199.

[4] 吴玲丽,张娟,孙迎芳.综合性 ICU 医院感染的调查分析与管理[J].中华医院感染学杂志,2015,25(1):114-115.

[5] Babady NE. Hospital-associated infections [J]. Microbiol Spectr, 2016,4(3).

[6] Al-Mousa HH, Omar AA, Rosenthal VD. Device-associated infection rates, bacterial resistance, length of stay, and mortality in Kuwait: international nosocomial infection consortium findings [J]. AmJ Infect Control, 2016,44(4):444-449.

[7] 陈明玉,李振富.老年脑梗死患者肺部感染的危险因素及对预后的影响[J].中国实用医刊,2015,42(15):47-48.

[8] 李六亿.传承·创新·展望中国医院感染管理卅年:1986-2016[M].北京:北京大学医学出版社,2016.

[9] Cimiotti JP, Aiken LH, Sloane DM, et al. Nurse staffing, burn out and health care-associated infection [J]. AmJ Infect Control, 2012,40(6):486-490.

[10] 马文晖,王力红,张京利,等.重症监护病房患者 APACHE Ⅱ 评分与医院感染相关性研究[J].中华医院感染学杂志,2010,20(2):183-186.

[11] 赵霞,王力红,张京利,等. ICU 医院感染风险评估[J].中华医院感染学杂志,2013,23(20):5016-5018.

[12] 任南,徐秀华,吴安华,等.医院感染横断面研究报告[J].中华医院感染学杂志,2002,12(1):1-3.

[13] 林璇,甘明秀,张艳青,等.2007—2009 年福建省立医院医院感染现患率调查分析[J].中国感染控制杂志,2010,9(6):436-439.

[14] 吴小燕,战榕,曾邦伟,等.福建省 116 所医院医院感染与社区感染现患率调查[J].中国感染控制杂志,2011,10(3):181-184.

[15] 范利亚,周彩虹.某院 2008—2010 年住院患者医院感染现患率分析[J].中国感染控制杂志,2012,11(3):223-225.

[16] 施茜.2009—2011 年某院医院感染现患率调查分析[J].中国感染控制杂志,2012,11(6):448-450.

[17] 于文红.邯郸市 19 所二级综合医院医院感染与社区感染现患率调查[J].中国感染控制杂志,2013,12(2):123-125.

[18] 向钱,魏道琼,周忠华,等.2011 年四川省 248 所医院医院感染横断面调查

　　　　［J］.中国感染控制杂志,2013,12(3)：186 - 189.
［19］高晓东.某院 2010—2012 年医院感染现患率调查［J］.中国感染控制杂志,
　　　2014,13(2)：117 - 119.
［20］邓乃梅,王虹,王锦.2012—2014 年某综合医院医院感染现患率调查［J］.中
　　　国感染控制杂志,2015,14(11)：786 - 788.
［21］吴安华,文细毛,李春辉,等.2012 年全国医院感染现患率与横断面抗菌药
　　　物使用率调查报告［J］.中国感染控制杂志,2014,13(1)：8 - 15.
［22］刘卫平,张凯,闫志刚,等.2013 年内蒙古自治区 91 所医院医院感染现患率
　　　调查［J］.中国感染控制杂志,2014,13(1)：690 - 692.

练 习 题

一、单选题

1. 关于 ICU 的建筑布局、必要设施与管理要求,下列错误的是
   A. ICU 应位于方便患者转运、检查和治疗的区域
   B. ICU 整体布局应以洁污分开为原则
   C. 医疗区域、医疗辅助用房区域、污物处理区域应相对独立
   D. 应具备良好的通风、采光条件
   E. 可在室内摆放干花、鲜花或盆栽植物

2. ICU 床间距应大于
   A. 0.5 m　　　　B. 1 m　　　　C. 1.5 m　　　　D. 2 m

3. ICU 护士人数与实际床位数之比不低于
   A. 1∶1　　　　　　　　　　B. 2∶1
   C. 2.5∶1　　　　　　　　　D. 3∶1

4. ICU 医院感染预防与控制规范中,对人员管理描述错误的是
   A. ICU 应配备足够数量、受过专门训练、具备独立工作能力的专业医务人员
   B. 护理多重耐药菌感染或定植患者时,宜分组进行,人员相对固定
   C. 患有呼吸道感染、腹泻等感染性疾病的医务人员,应避免直接接触患者
   D. 进入 ICU 必须更鞋,必要时可穿鞋套
   E. 探视者进入 ICU 宜穿专用探视服,探视服专床专用

5. ICU 医院感染预防与控制规范中,预防中央导管相关血流感染推荐使用的皮
   肤消毒溶液是

　　A. 乙醇　　　　　　　　　　　　B. 碘伏

　　C. 茂康碘　　　　　　　　　　　D. 氯己定-乙醇溶液

6. 下列中央导管相关血流感染的预防与控制措施描述错误的是

　　A. 应严格掌握中央导管留置指征,每日评估留置导管的必要性,应尽早拔除导管

　　B. 操作时严格遵守无菌技术操作规程,采取最大无菌屏障

　　C. 应根据患者的病情,尽可能使用腔数较少的导管

　　D. 置管部位不宜选择股静脉

　　E. 应保持穿刺点干燥,密切观察穿刺部位有无感染征象,常规更换导管

7. 下列导尿管相关尿路感染的预防与控制措施描述错误的是

　　A. 应严格掌握留置导尿管指征,每日评估留置导尿管的必要性,尽早拔除导尿管

　　B. 操作时严格遵守无菌技术操作规程

　　C. 置管时间大于 3 天,宜持续夹闭,定时开放

　　D. 保持尿液引流系统的密闭性,常规进行膀胱冲洗

8. 下列呼吸机相关肺炎的预防与控制措施描述错误的是

　　A. 每天评估呼吸机及气管插管的必要性,尽早脱机或拔管

　　B. 如无禁忌床头抬高 30°~45°,协助患者翻身拍背及震动排痰

　　C. 使用有消毒作用的口腔含漱液进行口腔护理,每 6~8 小时一次

　　D. 宜选择经鼻气管插管

　　E. 宜使用气囊上方带侧腔的气管插管,及时清除声门下分泌物

9. 训练膀胱反射功能可采用间歇性夹管方式,夹闭导尿管开放频率为

　　A. 1 小时一次　　　　　　　　　B. 2 小时一次

　　C. 2~3 小时一次　　　　　　　　D. 3~4 小时一次

　　E. 每日一次

10. 中央导管的置管部位不宜选择(　　　)部位置管

　　A. 股静脉　　　　B. 锁骨下静脉　　　C. 颈内静脉　　　D. 贵要静脉

11. 呼吸机管路湿化液应使用

　　A. 纯净水　　　　B. 生理盐水　　　　C. 无菌水　　　　D. 蒸馏水

12. 使用呼吸机的患者若无禁忌,应抬高患者头胸部(　　　)度

　　A. 30　　　　　　B. 25　　　　　　　C. 50　　　　　　D. 60

13. 使用有消毒作用的口腔含漱液进行口腔护理,每(　　　)小时一次

　　A. 12　　　　　　B. 24　　　　　　　C. 36　　　　　　D. 6~8

14. 长期留置导尿管宜定期更换,普通导尿管(　　)更换,特殊类型导尿管按说明书更换

  A. 7～10 天   B. 14 天   C. 5 天   D. 24 天

15. 呼吸机相关性肺炎(VAP)预防与控制措施不正确的是

  A. 严格掌握气管插管或气管切开的适应证

  B. 吸痰时严格无菌操作,医务人员为患者吸痰前后应做手卫生

  C. 呼吸机螺纹管和湿化器每天更换

  D. 每天停用镇静剂,评估是否撤机和拔管,减少插管天数

二、多选题

16. 以下哪项是医院感染管理小组的要求

  A. 应职责明确并落实

  B. 病区负责人为本病区医院感染管理第一责任人

  C. 医院感染管理小组人员包括医师和护士

  D. 医院感染管理小组人员宜为病区内相对固定人员,医师宜具有主治医师以上职称

17. 以下哪项是医院感染管理小组的职责

  A. 医院感染管理小组负责本病区医院感染管理的各项工作,结合本病区医院感染防控工作特点,制定相应的医院感染管理制度并组织实施

  B. 根据本病区主要医院感染特点,如医院感染的主要部位、主要病原体、主要侵袭性操作和多重耐药菌感染,制定相应的医院感染预防与控制措施及流程,并组织落实

  C. 配合医院感染管理部门进行本病区的医院感染监测,及时报告医院感染病例,并应定期对医院感染监测、防控工作的落实情况进行自查、分析,发现问题及时改进,并做好相应记录

  D. 结合本病区多重耐药菌感染及细菌耐药情况,落实医院抗菌药物管理的相关规定

18. 怀疑医院感染暴发与空气、物体表面、医务人员手、消毒剂等污染有关时,应对(　　)进行监测,并针对目标微生物进行检测

  A. 空气   B. 物体表面   C. 医务人员手 D. 消毒剂

19. 以下哪些是针刺伤的预防措施?

  A. 使用后针头不应回套针帽,确需回帽应单手操作或使用器械辅助

  B. 不应用手直接接触污染的针头、刀片等锐器

  C. 废弃的锐器应直接放入耐刺、防渗漏的专用锐器盒中

　　D. 重复使用的锐器，应放在防刺的容器内密闭运输和处理
20. 根据《医院感染管理办法》要求，医疗机构应当严格执行医疗器械、器具的消毒工作技术规范，达到以下那几种要求
　　A. 进入人体组织、无菌器官的医疗器械、器具和物品必须达到灭菌水平
　　B. 接触皮肤、黏膜的医疗器械、器具和物品必须达到消毒水平
　　C. 各种用于注射、穿刺、采血等有创操作的医疗器具必须一用一灭菌
　　D. 一次性使用的医疗器械、器具不得重复使用

[答案]

1. E	2. B	3. D	4. D	5. D
6. E	7. D	8. D	9. D	10. A
11. C	12. A	13. D	14. A	15. C
16. ABCD	17. ABCD	18. ABCD	19. ABCD	20. ABCD

第七章

医疗机构环境表面清洁与消毒管理规范

1 **终末物表清洁与消毒的原则是什么?**

答案: 2012 年《消毒隔离规范》中并没有着重强调湿式卫生的清洁方式。此规定明确提出:应遵循先清洗再消毒的原则,采取湿式卫生的清洁方式。

解析

终末消毒是指传染源离开医院或终止传染状态后,对医院进行的一次彻底消毒。目的是完全消灭患者播散、遗留在病房及各种物体上存活的病原体,使病房无害化。终末消毒进行得越及时、彻底,防疫效果就越好。

医院是病原微生物与易感人群比较集中的场所,病原微生物容易通过环境媒介侵入机体而引起感染,医院内环境污染程度与医院感染有着密切的关系。在美国,每年因医院感染而夺去生命的有90 000人之多,通过医院终末消毒能够阻断感染性疾病的传递链。因此,对医院病房和公共场所进行定期的终末消毒,对于控制医院感染尤为重要。

终末消毒是控制医院感染的有效方法。本次终末消毒前后物表带菌量调查以临床工作中接触频繁且在各病区具有代表性为原则来选取采样物表,采样物表包括床支架、床头柜、被套、呼叫器按钮(普通病房)、医生工作站计算机键盘、电梯按钮、治疗车、治疗台、护士服前襟、护士服袖口、监护仪按钮(监护室)、水龙头。物表采样监测结果显示,消毒后物表所带菌量下降较为明显,菌落数小于 10 CFU/cm^{2}的物表所占比例上升了 7.25 个百分点,而各采样物表平均带菌量除床支架、被套平均带菌量稍有上升外,其他均有不同程度的下降,其中水龙头是带菌量最大的物表,消毒前平均带菌量为 166.02 CFU/cm^2,消毒后为 123.87 CFU/cm^2;其次是床头柜,消毒前平均带菌量为 81.68 CFU/cm^2,消毒后为 77.15 CFU/cm^2。结果提示终末消毒能有效清除物表暂居菌数量。终末消毒前后物表微生物以环境中常见的微生物凝固酶阴性葡萄球菌、革兰阳性菌、微球菌、不动杆菌属细菌为主,而不动杆菌属细菌又以鲁氏不动杆菌、鲍曼不动杆菌为主,消毒前分别占不动杆菌属细菌的 58.73%、30.95%,消毒后占 49.59%、34.71%。鲍曼不动杆菌存在于大部分临床科室环境中,是导致医院感染的重要病原菌,这与文献报道一致。终末消毒前后鲍曼不动杆菌主要分离自肝胆科、急救部、呼吸科、脑外科等,分别占鲍曼不动杆菌总分离株的 14.81%、11.11%、9.88%、8.64%,这与既往调查的鲍曼不动杆菌科室分布数据相符(结果未发布)。终末消毒前金黄色葡萄球菌主要分离自皮肤科,占消毒前金黄色葡萄球菌分离株的 58.82%,这与皮肤科患者特点密切相关,消毒后金黄色葡萄球菌检出分散。临床常见病原微生物如肺炎克雷伯菌、阴沟肠杆菌、铜绿假单胞菌、大肠埃希菌等在各物表中暂居较为少见且较为分散。从临床常见病原微生物的分布来看,主要分布科室为脑外科、肝胆科、皮肤科、儿科、急救部等,分别占临床常见病原微生物的 9.49%、8.76%、8.76%、8.03%、7.30%。除皮肤科外,多集中于患者病情较重且抵抗力低下的科室。而在物表分布中以床头柜、水龙头、床支架等检出率高,分别占临床常见病原微生物的 21.17%、18.25%、12.41%。

因此,加强患者病情较重且抵抗力低下的科室的床头柜、水龙头、床支架等物表的消毒工作显得尤为重要。医院环境物体表面,尤其是诊疗仪器和设备是医院病原体传播的重要媒介,多种病原体的传播与环境表面污染息息相关。医院环境中的病原微生物可以直接或通过医务人员的手间接传播给患者，增加患者发生院内感染的风险。为选择有效、便捷、性价比高的物体表面消毒方法，以有效控制医院环境物体表面的病原体负荷载量，确保物表清洁，辽宁省本溪市某医院对一次性消毒湿巾与传统消毒方法对 ICU 物体表面的消毒效果进行了对比研究。

近年来，人们对医疗质量不断关注，广大医务人员对医院感染更加重视，把更多的焦点集中在患者及医务人员高频接触的物体表面。大量研究表明，环境的清洁与消毒，能够杀灭大量的病原体，切断微生物的传播。ICU 作为患者治疗的重点部门，具有患者病情危重、基础疾病较多、免疫力低下、侵入性操作较多等特点，病房的环境及物表消毒更为重要。据文献报道，ICU 物表环境中存在大量的条件致病菌如肺炎克雷伯菌、铜绿假单胞菌、鲍曼不动杆菌等，极易造成感染。研究显示，使用一次性消毒湿巾和传统含氯消毒剂消毒，各时间段消毒合格率不同。一次性消毒湿巾擦拭后 0 分钟消毒合格率即能达到 91.7%，4 小时后合格率仍能达到 71.7%，显著优于含氯消毒液消毒。此外，两种消毒方法消毒后，一次性消毒湿巾组 4 小时抑菌率优于消毒组，两组之间的差异主要是由于两组消毒方法消毒成分及方式造成的。传统方法组使用含氯消毒液进行物表消毒，含氯消毒剂具有腐蚀性、易挥发、易分解、具有刺激性气味容易造成环境二次污染等特点，因此使用含氯消毒剂消毒 30 分钟后，通常用清水擦拭干净残留的消毒液，防止对物表造成腐蚀，同时清洁的物体表面不具有抑菌功能。一次性消毒湿巾主要成分为双链季铵盐类，季铵盐类消毒剂其杀菌机理主要是阳离子通过静电力、氢键力以及表面活性剂分子与蛋白质间的疏水作用等，聚集在细胞壁上，产生室阻效应，导致细菌生长受抑而死亡。一次性消毒湿巾不损伤物体表面、无腐蚀性及毒性、杀菌快，且消毒前后不必进行清洁处理，具有清洁及消毒的功效，残留的季铵盐成分具有抑菌功能。此外，每片消毒湿巾成本虽然高于含氯消毒液，但使用一次性消毒湿巾解决了抹布一床一巾一消毒的问题，省去人力、物力资源的浪费。清洁是一切消毒、灭菌的前提,良好的清洁质量是成功消毒、灭菌的保障。通过清洁手段可以最大限度清除表面的污染,而清洁的过程也可以将包含在污染物内的病原微生物一起清除掉。因此,可以将清洁的本质视为一种低水平消毒的行为。但是,发现环境表面有大量污染(>10 mL)时,应采用吸附材料先去污,再清洁,最后实施消毒。通过有效的清洁,从环境表面清除大部分污染,不仅可以减少有机物等对消毒剂的干扰作用,同时也让残留在环境表面的病原微生物彻底裸露出来,使消毒剂能发挥最大的杀灭效能。因此,清洁是一切消毒与灭菌的前提,是消毒与灭菌质量的保障。

❷ 不同等级危险区域的日常清洁与消毒管理是什么?

答案:2012年《医疗机构消毒技术规范》依据物品污染后导致的风险高低选择相应的消毒与灭菌的方法。此规范:规定有感染或定植患者居住的区域以及对高度易感患者采取保护性隔离措施的区域,如感染性疾病科、手术室、产房、重症监护病房、移植病房、烧伤病房、早产儿室等。

解析

根据区域内是否有患者居住、是否有患者体液和被患者体液污染的物品,将医疗机构划分成高、中、低3种环境感染风险区域,为医疗机构制定整体清洁与消毒策略提供依据。环境保洁服务机构应在医院感染管理部门指导下完成环境感染风险区域的划分工作。

低度风险区域是指基本没有患者或患者只作短暂停留的区域,如行政管理部门、图书馆、会议室、病案室等。中度风险区域是指那些有普通患者居住、患者血液、排泄物、分泌物对环境表面存在潜在污染可能性的区域,如普通住院病房、门诊科室、功能检查室等。高度风险区域是指有感染或定植患者居住的区域以及对高度易感患者采取保护性隔离措施的区域,如感染性疾病科、手术室、产房、重症监护病区、移植病房、烧伤病房、早产儿室等。ICU 是危重症患者集中救治的场所,是医院感染的高发科室,而环境因素成为致病菌的储存库及传播途径。环境卫生监测是控制医院感染的重要措施之一。

为了解 ICU 医务人员手频繁接触物体表面的清洁消毒效果,研究对 ICU 环境设备物体表面进行目标性病原菌监测并对资料进行分析,旨在提高 ICU 医务人员对环境、设备物体表面清洁消毒质量在医院感染预防与控制作用重要性的认识,同时也为制定清洁消毒的标准化操作提供理论依据,遏制耐药菌在医院内的传播。ICU 重症患者集中有创诊疗、护理操作频繁,是医院感染的高危科室。ICU 的医院感染流行病学调查表明,环境物体表面和仪器设备的污染是医院感染的重要危险因素之一。资料显示,ICU 环境和医疗用品的污染率为 69.9%。研究消毒效果目标性监测数据显示,总体合格率较低,其中终末消毒后的血压计袖带合格率最低 57.1%,其次是亚低温治疗仪 58.8%、呼吸机触摸屏按钮 77.6%、床尾桌等各类抽屉拉手 78.2%、血气分析仪键盘 85.4%,略好于荣菊芬等对 ICU 多重耐药菌感染患者的周围物体表面进行细菌检测结果,但低于王惠芳等对重症医学科 4 年的环境监测结果。目标性病原菌监测结果显示,以多药耐药菌为主,且所检出的病原菌从其耐药表型分析与科室感染患者有一定的相关性。ICU 患者通常病情危重、侵入性操作多,免疫功能低下,极易通过诊疗、护理操作接触感染存在于医院环境物体表面的微生物。美国疾病控制与预防中心认为,人与人之间的直接接触传播或通过污染的物体表面间接传播是病原体传播的主要途径之一。大量研究表明,临床上重要的致病菌在医院的一般环境物体表面上能够存活,如果不及时消毒,它们会存活相当长的时间。研究也表明,环境物体表面作为致病微生物的保存场所,可潜在地传播感染性疾病,假如清除不及时,对患者是潜在的危害。因此,笔者认为适时开展 ICU 等感染高风险科室物体表面清洁消毒效果的监测,能及时发现环境物体表面清洁消毒工作中存在的薄弱环节,对临床实施正确的清洁与消毒具有切实的指导意义。本监测结果显示,消毒后 2

小时和 8 小时的合格率差异无统计学意义,其中呼吸机表面、床尾抽屉拉手表面消毒 8 小时后合格率更高。分析可能与我们的采样液有关,因为消毒后 2 小时采样液内加有中和剂,使病原菌检出率更高。因此,目标性病原菌定性监测时应遵循规范要求,使用含有中和剂的采样液以提高阳性检出率,特别是耐甲氧西林金黄色葡萄球菌(MRSA)等致病菌的检测。另一方面也反映出日常临床工作中对环境物体表面清洁消毒措施的落实与监督存在薄弱环节。李颖等研究表明,含有双链季铵盐的消毒湿巾可作为医院物体表面消毒的理想选择,在诊疗操作较频繁的 ICU 使用,避免了抹布清洁消毒不合格而导致的交叉污染。也有作者认为,呼吸机触摸屏按钮污染严重时可用氯己定或苯扎溴铵消毒,但严禁消毒液或水滴入机器内部。加强环境清洁消毒,可阻断微生物传播,降低感染耐药菌的概率。

因此,各级行政管理人员和 ICU 科室管理人员,均应充分认识到环境清洁与消毒质量在医院感染控制中的作用。ICU 应配备足够的护理人员,明确清洁与消毒的职责分工。科室应制定明确的高频接触物体表面可操作性的标准化清洁与消毒操作流程。对频繁接触、易污染、难清洁与消毒的表面,可采取塑料薄膜等屏障保护措施覆盖其表面,一天一换或一人一用一换。要加强 ICU 各级各类人员的医院感染知识培训,并强化医务人员手卫生管理。应加大监督与管理的力度,ICU 应有专人负责对清洁消毒效果进行日常监督检查,确保 ICU 环境物品的清洁消毒质量,保障患者和医护人员的健康,提高医疗质量。环境感染风险等级的划分,是本《规范》在引入英国卫生部的清洁理念的基础上,结合中国医疗机构的特点,提出的一项重要的基础性工作,为制定全单位的清洁策略提供依据。显然,对全单位的所有部门科室采用同一个清洁与消毒的策略是不恰当的。

环境感染风险的划分依据两个重要的因素。第一,是否有患者的居住,以及居住时间的长短;第二,是否有患者血液、体液,以及被患者血液、体液污染的物品的存在。依此可以将医疗机构划分为:①低感染风险区域,无患者、无污染物存在,如行政科室等;②中度风险区域,患者短暂停留,有潜在的血液、体液的污染机会,如普通的门诊部、非感染和定植患者居住的病房等;③高风险区域,患者长时间居住,血液、体液污染环境事件经常发生,如手术室、重症监护室(ICU)、感染性病区、检验科、供应室,以及保护性区域,如移植病房、新生儿重症监护室(NICU)等。

❸ 不同等级风险区域的日常清洁与消毒管理是什么?

答案: 2012 年《消毒隔离规范》是根据物品上污染微生物的种类、数量选择消毒或灭菌方法,此规范则根据风险等级和清洁等级要求制定标准化操作规程,内容应包括清洁与消毒的工作流程、作业时间和频率、使用的清洁剂与消毒剂名称、配制浓度、作用时间以及更换频率等。

解析

在医疗环境物表消毒方面,医务人员做到人人参与,尤其在实施高风险的诊疗、护理操作时,对患者周围环境表面具有较大的潜在污染机会,因此,要求医务人员在操作结束后应立即对周围的环境表面实施清洁与消毒。最近,英国牛津大学的学者对国内 126 家医疗机构内部环境保洁工作的管理现状进行调研,结果发现实行保洁外包的医院,其 MRSA 的发病率明显高于保洁工作自行承担的医院。医疗机构内部的环境保洁工作外包不等于责任外包,应加强对承担医院保洁服务机构的监管。

《规范》提出承担医疗机构环境清洁服务的机构或部门应符合以下要求:①有完善的环境清洁质量管理体系,在服务的合同中充分体现环境清洁对医院感染预防与控制的重要性;②建立健全质量管理文件、程序性文件和作业指导书。开展清洁与消毒质量审核,并将结果及时报告至院方;③对员工开展上岗培训和定期培训,使其掌握医院感染预防的基本知识与基本技能。但是,目前我国医疗机构保洁人员的学历普遍偏低,年龄偏大以及对医院感染防控知识掌握不全,这些因素是医疗机构提高和维护环境清洁质量所面临的挑战。清洁单元(cleaning unit)是《规范》的一个理论创新,这一创新的理念旨在最大限度减少环境表面的病原微生物的播撒。清洁单元化操作,要求以患者病床为中心,周围环境与其有关的家具、设备仪器的表面均视为一个清洁单元,使用中的清洁工具(布巾、地巾或消毒湿巾等)仅局限于这一位患者。两个患者单元之间的清洁,应更换清洁工具。近期,西班牙巴塞罗那的某三级甲等医院,发生广泛耐药的鲍曼不动杆菌的流行,并呈现上升的趋势,在采用多项控制措施无果的情况下,医院实行了"一房一巾"的清洁与消毒措施,立即取得成效,随之该细菌的流行趋势明显下降。该研究也进一步证明了本《规范》所提出的清洁单元的概念在实际应用中是正确、可行的。如表7-1~表7-3。

表7-1 不同等级风险区域的日常清洁与消毒管理

风险等级	环境清洁等级分类	方式	频率/(次/天)	标准
低度风险区域	清洁级	湿式卫生	1~2	要求达到区域内环境干净、干燥、无尘、无污垢、无碎屑、无异味等
中度风险区域	卫生级	湿式卫生,可采用清洁剂辅助清洁	2	要求达到区域内环境表面菌落总数≤10 CFU/cm²
高度风险区域	消毒级	湿式卫生,可采用清洁剂辅助清洁	≥2	
		高频接触的环境表面,实施中、低水平消毒	≥2	要求达到区域内环境表面菌落数总和符合GB15982要求

注:1. 各类风险区域的环境表面一旦发现患者体液、血液、排泄物、分泌物等应立即实施污点清洁与消毒。

2. 凡开展侵入性操作、吸痰等高度危险诊疗活动结束后,应立即实施环境清洁与消毒。

3. 在明确病原体污染时,可参考 WS/T367 提供的方法进行消毒。

❹ 强化清洁与消毒的方法是什么?

答案: 强化清洁与消毒时,应增加清洁与消毒频率,并根据病原体类型选择消毒剂。如表7-2。

表7-2 环境表面常用消毒剂杀灭微生物效果

消毒剂	消毒水平	细菌			真菌	病毒	
		繁殖体	结核杆菌	芽孢		亲脂类（有包膜）	亲水类（无包膜）
含氯消毒剂	高水平	＋	＋	＋	＋	＋	＋
二氧化氯	高水平	＋	＋	＋	＋	＋	＋
过氧乙酸	高水平	＋	＋	＋	＋	＋	＋
过氧化氢	高水平	＋	＋	＋	＋	＋	＋
碘类	中水平	＋	＋	－	＋	＋	＋
醇类	中水平	＋	＋	－	＋	＋	＋
季铵盐类ª	低水平	＋	－	－	＋	＋	－

注:"＋"表示正确使用时,正常浓度的化学消毒剂可以达到杀灭微生物的效果。"－"表示较弱的杀灭作用或没有杀灭效果。

a表示部分双长链季铵盐类为中效消毒剂。

表7-3 环境表面常用消毒方法

消毒产品	使用浓度（有效成分）	作用时间	使用方法	适用范围	注意事项
含氯消毒剂	400～700 mg/L	＞10分钟	擦拭、拖地	细菌繁殖体、结核杆菌、真菌、亲脂类病毒	对人体有刺激作用;对金属有腐蚀作用;对织物、皮草类有漂白作用;有机物污染对其杀菌效果影响很大
	2 000～5 000 mg/L	＞30分钟	擦拭、拖地	所有细菌(含芽孢)、真菌、病毒	
二氧化氯	100～250 mg/L	30分钟	擦拭、拖地	细菌繁殖体、结核杆菌、真菌、亲脂类病毒	对金属有腐蚀作用;有机物污染对其杀菌效果影响很大
	500～1 000 mg/L	30分钟	擦拭、拖地	所有细菌(含芽孢)、真菌、病毒	

（续表）

消毒产品	使用浓度（有效成分）	作用时间	使用方法	适用范围	注意事项
过氧乙酸	1 000～2 000 mg/L	30分钟	擦拭	所有细菌（含芽孢）、真菌、病毒	对人体有刺激作用；对金属有腐蚀作用；对织物、皮草类有漂白作用
过氧化氢	3%	30分钟	擦拭	所有细菌（含芽孢）、真菌、病毒	对人体有刺激作用；对金属有腐蚀作用；对织物、皮草类有漂白作用
碘伏	0.2%～0.5%	5分钟	擦拭	除芽孢外的细菌、真菌、病毒	主要用于采样瓶和部分医疗器械表面消毒；对二价金属制品有腐蚀性；不能用于硅胶导尿管消毒
醇类	70%～80%	3分钟	擦拭	细菌繁殖体、结核杆菌、真菌、亲脂类病毒	易挥发、易燃，不宜大面积使用
季铵盐类	1 000～2 000 mg/L	15～30分钟	擦拭、拖地	细菌繁殖体、真菌、亲脂类病毒	不宜与阴离子表面活性剂如肥皂、洗衣粉等合用
自动化过氧化氢喷雾消毒器	按产品说明使用	按产品说明使用	喷雾	环境表面耐药菌等病原微生物的污染	有人情况下不得使用
紫外线辐照	按产品说明使用	按产品说明使用	照射	环境表面耐药菌等病原微生物的污染	有人情况下不得使用
消毒湿巾	按产品说明使用	按产品说明使用	擦拭	依据病原微生物特点选择消毒剂，按产品说明使用	日常消毒；湿巾遇污染或擦拭时无水迹应丢弃

 解析

　　ICU是危重症患者集中救治的场所，是医院感染的高发科室，而环境因素是致病菌的储存库及传播途径。环境卫生监测是控制医院感染的重要措施之一。为了解 ICU 医务人员手频繁接触物体表面的清洁消毒效果,本研究对 ICU 环境设备物体表面进行目标性病原菌监测并对资料进行分析,旨在提高 ICU 医务人员对环境、设备物体表面清洁消毒质量在医院感染预防与控制作用重要性的认识,同时也为制定清洁消毒的标准化操作提供理论依据,遏制耐药菌在医院内的传播。发生耐药菌、诺如病毒与艰难梭菌等感染暴发时,尤其是在环境表面检出多重耐药菌,如 MRSA、产超广谱 β-内酰胺酶(ESBLs)细菌和耐碳青霉烯类肠杆菌科细菌(CRE)等,或疑似暴发与环境污染有关联时,应强化环境清洁与消毒措施。

　　强化清洁与消毒措施主要体现为:①更换消毒产品,针对性地选择高水平消毒剂(如含氯消毒剂、过氧乙酸等)替代日常使用的季铵盐类等中、低水平消毒剂;②增加消毒频率,在原有常规频次上增加 1 倍或更多;③选用其他技术辅助强化消毒,如采用增强型紫外线(ultra-violet ray, UV)灯、过氧化氢气雾发生器等;④推荐对强化消毒措施实施前后进行消毒效果的微生物学评估,必要时引入分子流行病学技术。ICU 重症患者有创诊疗集中、护理操作频繁,是医院感染的高危科室。ICU 的医院感染流行病学调查表明,环境物体表面和仪器设备的污染是医院感染的重要危险因素之一。资料显示,ICU 环境和医疗用品的污染率为 69.9%。本研究消毒效果目标性监测数据显示,总体合格率较低,其中终末消毒后的血压计袖带合格率最低 57.1%,其次是亚低温治疗仪 58.8%、呼吸机触摸屏按钮 77.6%、床尾桌等各类抽屉拉手 78.2%、血气分析仪键盘 85.4%,略好于荣菊芬等对 ICU 多药耐药菌感染患者周围物体表面进行的细菌检测结果,但低于王惠芳等对重症医学科 4 年的环境监测结果。目标性病原菌监测结果显示,以多药耐药菌为主,且对所检出的病原菌进行耐药表型分析,发现其与科室感染患者有一定的相关性。本次采样物品中仅血压计袖带、听诊器与患者有接触,说明污染来自医务人员的手,且与医务人员手接触的频率高低有关。

　　因此,各级行政管理人员和 ICU 科室管理人员,均应充分认识到环境清洁与消毒质量在医院感染控制中的作用。ICU应配备足够的护理人员,明确清洁与消毒的职责分工。科室应制定明确的高频接触物体表面可操作性的标准化清洁与消毒操作流程。对频繁接触、易污染、难清洁与消毒的表面,可采取塑料薄膜等屏障保护措施覆盖其表面,一天一换或一人一用一换。要加强ICU各级各类人员的医院感染知识培训,并强化医务人员手卫生管理。应加大监督与管理的力度,ICU应有专人负责对清洁消毒效果的日常监督检查,确保ICU环境物品的清洁消毒质量,保障患者和医护人员的健康,提高医疗质量。

❺ 环境表面消毒应当用湿巾吗?

答案: 2012年《消毒隔离规范》没有提及消毒湿巾这一概念,但有提到:清洁治疗车、诊疗工作台、仪器设备台面、床头柜、新生儿暖箱等物体表面使用清洁布巾或消毒布巾擦拭。此项规定提出:擦拭不同患者单元的物品之间应更换布巾。各种擦拭布巾及保洁手套应分区域使用,用后统一清洗消毒,干燥备用。环境表面无明显污染时,可采用消毒湿巾进行清洁。消毒湿巾在发达国家已经使用10余年。大量研究证实,该类消毒产品对医院获得性感染(HAIs)的预防与控制效果明显,且大大提高了日常清洁与消毒工作的依从性。然而,目前国家对该类消毒产品管理缺失,致使此类产品以何种管理目录形式进入医疗机构、用于临床,成为亟待解决的问题。价格因素也制约了此类消毒产品的使用。

解析

　　环境表面是指医疗机构建筑物内部表面和医疗器械设备表面。前者指建筑装修表面,如墙面、地面、玻璃窗、门、窗台、卫生间台面等,是不可移动的表面;后者指仪器设备表面,如监护仪、呼吸机、透析机、新生儿暖箱等表面,是可移动的表面。医疗机构的环境表面也被称为"无生命"的环境表面。大量研究表明，与 HAIs 相关的重要病原菌如耐甲氧西林金黄色葡萄球菌（MRSA）、耐万古霉素肠球菌（VRE）、多重耐药的不动杆菌等可以在这类表面上存活数周、数月，艰难梭菌芽孢则可以存活 1 年以上。因此，可以认为污染的环境表面是患者感染或定植的重要来源，也是医务人员手部污染的重要来源。清洁单元这个概念是在倪晓平等于 2012 年出版的《医疗机构环境清洁与消毒最佳实践》一书中首次提出，即将邻近某一患者相关的高频接触环境表面作为一个清洁单元，如该患者使用的病床、床边桌、监护仪、呼吸机、微泵等视为一个清洁单元。在实施环境清洁与消毒工作时，不得在两个清洁单元之间连续使用同一块抹布或消毒湿巾，必须更换抹布或消毒湿巾。清洁单元化操作是为了最大限度地减少多重耐药菌的院内播散。在环境清洁过程中，随着使用面积和物品数量的增加，布巾、地巾连续使用后，其携带的病原微生物种类、数量也不断增多，如果不及时更换，清洁操作最终会演变成病原微生物的播撒过程。有研究显示，一个污染的环境表面，如不遵守清洁单元化操作，至少可以连续污染 7 个清洁表面。因此，清洁单元化操作要求清洁工具在每个清洁单元使用后立即丢弃，或可重复使用的清洁工具进入复用处理阶段。

　　近年来，研究者高度关注患者周围的环境表面，如床栏、床边桌、呼叫按钮、监护仪、微量注射泵、床帘、门把手、计算机等。这些表面易被患者的血液、分泌物等污染，又被医生、护士、患者、家属、护工等频繁接触，故称之为高频接触表面。高频接触表面是清洁与消毒的重点部位，尤其是临床上具有高风险环境污染的诊疗操作完成之后应立即实施环境清洁与消毒。隔断防护是指医疗机构内部改建、修缮、装修等工程实施过程中，采用塑料、装饰板等建筑材料作为围挡，以完全封闭施工区域，防止施工区域内的尘埃、微生物等污染非施工区域内环境表面的措施。无论是医院内部，还是相邻建筑物或道路等建设修复工程均会产生大量建筑垃圾和尘埃，尤其是内部修缮过程会释放大量真菌孢子。美国于 1967—2005 年发生 53 起医院获得性曲霉菌病暴发事件,其中与建筑装修施工有关的占 49.1％,所引发的院内感染(HAI)以肺部感染、术后感染及皮肤感染为主,真菌以烟曲霉菌(*A. fumigatus*)、黄曲霉菌(*A. flavus*)最为常见。因此,医疗机构在开展建筑装修活动时,医院感染管理部门应提前介入,提出切实可行的、有效的隔断防护措施,并对施工全过程进行监管,防止建筑装修相关的感染暴发。市售点而康®表面湿巾,其主要成分含有复方双链季铵盐,杀菌谱较广,作用可靠而稳定,对医疗器械表面无损伤,适合于仪器表面消毒。75％乙醇由于其挥发性较强,故杀菌作用不稳定。本文的研究结果显示,经乙醇擦拭后相关发光度(RLU)降低率较小,可能与其挥发性较强、不能在物体表面作用充分的时间有关。据报道,医用消毒湿巾用于血液透析机表面消毒,不仅消毒效果可靠、持续消毒效果佳,而且不会对贵重仪器和/或精密仪器造成生锈而伤害仪器。

医用消毒湿巾虽然售价较高,但其使用成本相较乙醇纱布并不高,甚至更低。有数据显示,使用卫生湿巾进行仪器设备的清洁消毒,呼吸重症监护病房(RICU)每床单元每日可节省成本 0.54 元。在诊疗操作十分频繁的时候,使用一次性消毒湿巾更能体现其便捷、高效的价值,如贾巍等报道使用复合双链季铵盐消毒湿巾对 B 型超声探头进行消毒,发现较传统的消毒方法,一次性消毒湿巾更加安全、有效、方便实用。朱丽萍等报道将一次性消毒湿巾与传统的含氯消毒剂消毒方法进行综合性能分析,发现使用一次性消毒湿巾擦拭消毒医院内物体表面总体成本消耗并不比传统方法高,但可明显地节省人力和更加安全。本文研究的实际测试结果也提示卫生湿巾更具成本优势。

对研究使用者的主观感受进行量化,满意度评分调查结果显示RICU 的医务人员认为医用消毒湿巾在使用的安全性、便捷性上优势明显,较传统的 75％乙醇纱布方式使用体验更加满意。医用消毒湿巾清洁消毒方式非常适宜在诊疗工作繁忙而病原体传播风险又很高的 ICU、血液透析室、新生儿病房等区域使用,值得大力推广。

⑥ 清洁工具应如何区分?

答案:清洁工具实行颜色标记,布巾、地巾、水桶、手套等应分区使用,有利于日常监管,避免交叉污染。英国卫生部门要求医疗机构的所有清洁工具实行颜色编码管理,推荐红色用于卫生间、蓝色用于普通区域、黄色用于隔离病房、绿色用于咖啡间。

解析

为了便于日常清洁工作的监管,防止不同区域的清洁工具(布巾、地巾等)连续使用,本《规范》推荐清洁工具实行颜色标记、分区使用,即红色用于患者卫生间清洁,黄色用于患者单元使用,蓝色用于公共区域,绿色用于医务人员生活区域等。

可复用的布巾、地巾推荐采取机械清洗的方法。使用后或污染的布巾与地巾应分锅清洗,不同颜色的布巾或地巾可以同锅清洗。有条件的单位也可以设布巾、地巾专用清洗机;来自感染性病房的布巾、地巾可采用水溶性的包装袋包装,减少运送过程中的环境污染。

⑦ 擦拭物体表面的布巾应该如何消毒?

答案:2012年《消毒隔离规范》中规定,对擦拭物体表面的布巾应进行手工清洗与消毒、自动清洗与消毒的方法,在此规范中,着重强调:不应将使用后或污染的布巾、地巾重复浸泡至清洁用水、使用中的清洁溶液和消毒溶液内。

解析

传统的环境清洁工作中,保洁员在现场进行保洁工具复用处理,将污染的布巾、地巾在随身携带的水桶中进行复用处理。这不仅无法达到有效复用的目的,反而造成清洁溶液、消毒溶液或清水的严重污染。被清洗下的有机物等污物可能会中和消毒溶液的有效成分,使消毒剂的杀菌作用大打折扣。如果继续使用这桶水,便成为环境二次污染的重要来源,清洁操作演变成病原体播散的过程。因此,不应将使用后或污染的布巾、地巾重复浸泡至清洁用水、使用中的清洁溶液和消毒溶液内。取干净的布巾、地巾浸泡至消毒溶液中,在完成一个病区的保洁工作后,这桶消毒溶液仍然是干净且未被污染。

⑧ 哪些属于高度风险区? 为什么?

　　答案: 高度风险是指有感染或定植患者居住的区域以及对高度易感患者采取保护性隔离措施的区域,如感染性疾病科、手术室、产房、ICU、移植病房、烧伤病房、早产儿室等。

解析

　　医疗机构的环境清洁质量是 HAI 预防与控制的基础。美国疾病控制与预防中心(CDC)于 2015 年 8 月发布《医院感染预防的环境清洁》,将医疗机构的环境表面分为两大类:一类是多孔表面,即患者使用的寝具(床垫、被褥和枕芯等);另一类是硬质表面,即本《规范》定义中所指的环境表面,如地面、墙面、卫生间台面等建筑表面和病床、床边桌、诊疗设备等物体表面。

　　医院寝具属于低危险度性物品,其对感染传播的作用被严重低估。既往开展感染暴发的流行病学调查时,更多关注患者周围的硬质表面,很少涉及患者寝具污染的作用。目前也有关于患者寝具污染多重耐药菌导致感染暴发的案例报道,如患者创口感染、肺部感染和病床整理活动所引发的环境污染等。本《规范》受篇幅限制,尚未涉及患者寝具的清洁与消毒。今后修订时或将纳入此内容,或就患者寝具的清洁与消毒另起标准加以管理。

⑨ 新生儿床和内表面应该如何消毒?

答案: 2012 年《消毒技术规范》提出:新生儿暖箱等物体表面采用清洁布巾或消毒布巾擦拭,此规范明确提出:使用中的新生儿床和暖箱内表面,日常清洁应以清水为主,不应使用任何消毒剂。

解析

日常清洁应以清水为主,不应使用任何消毒剂。因为新生儿的神经系统、呼吸系统等均处于发育阶段,对各类消毒剂均极其敏感。另外,由于新生儿不能自主触摸环境表面,医务人员的手卫生,这一移动的"表面"卫生是防止新生儿外源性感染的关键措施。

世界卫生组织(WHO)提出的手卫生"五个重要时刻"对全球 HAI 防控起到积极的作用。多年感控实践也表明,医疗机构的环境清洁质量对预防 HAI 也有重要作用。为此,有学者提出,不仅要对污染的环境表面开展有效的清洁与消毒,还应关注如何保持环境清洁。基于这一考虑,2014 年加拿大发布的有关 HAI 预防与控制指南中,要求对手卫生增加一个时刻,即接触清洁的环境表面前需要执行手卫生,防止医务人员污染的手触摸环境表面后,造成表面污染。国内也有学者提出,将 WHO 手卫生"五个重要时刻"扩至"六个重要时刻",即"三前三后"手卫生时刻。

因此,建议医务人员在触摸新生儿暖箱前,应实施手卫生措施。针对需要长期使用暖箱的新生儿,建议可以定期更换暖箱,使用一段时间(1~2 周)后,更换经终末消毒后的暖箱。通过缩短暖箱的使用时间,减少长期使用带来的污染积累所造成的环境感染隐患。

⑩ 常用的环境表面消毒方法是什么?

答案: 环境清洁应有序进行,遵循清洁单元化操作。环境清洁应由上到下,由里到外,由轻度污染到重度污染;有多名患者共同居住的病房,清洁单元化,避免发生交叉污染、二次污染。由于保洁员文化程度偏低,故相关部门在制定环境清洁与消毒的作业指导书时应图文并茂,标记顺序或画流程图,便于保洁员一目了然,方便操作。环境表面不宜采用高效消毒剂进行日常消毒。

解析

　　国外的环境清洁指南也对此作了相应规定。医疗机构环境表面中常见的微生物是细菌繁殖体,其对常用的中、低效水平消毒剂十分敏感,最具有代表性的是季铵盐类消毒剂。这类消毒剂有良好的杀菌效果,对环境友好,尤其具有优良的残留杀菌作用。高效消毒剂(如含氯消毒剂)使用后需要清除消毒剂残留,而季铵盐类消毒剂使用后无需去残留操作,因此深受国际感控界推崇。当然,对发生明确病原体污染的环境表面消毒时,应采用针对性的消毒剂,如诺如病毒暴发时推荐采用 2 000 mg/L 的含氯消毒剂,艰难梭菌环境污染时使用 5 000 mg/L 含氯消毒剂。医疗机构的不同风险区域应实施不同等级的环境清洁与消毒管理。日常的清洁与消毒工作应遵循《规范》中的清洁与消毒原则。被患者体液、血液、排泄物、分泌物等污染的环境表面,应先采用可吸附的材料将其清除,再根据污染的病原体特点选用适宜的消毒剂进行消毒。

　　针对不同的环境感染风险采取不同的环境清洁等级,这不仅可以减少化学消毒剂的使用,也可以节约资源。如低风险区域只要达到清洁级的要求,卫生、整洁、无尘、无异味等感官指标合格即可,基本不需要使用化学消毒剂。中风险区域要求达到卫生级的标准,有微生物的考核指标,即达到 GB15982 中 III、IV 类环境表面的要求,通常这类环境的消毒是在全天或半天的工作结束后执行消毒措施。高风险区域则要达到消毒级标准,微生物考核执行 GB15982 中的 I、II 类环境表面的指标。高风险区域的消毒频率要求不少于每日 2 次,重点科室如 ICU 日常消毒频次可以达到 3～4 次/天。但是,上述各类环境中一旦发生患者血液、排泄物等污染时应立即实行污点清洁与消毒。

⓫ 清洁工具的复用处理是什么?

答案: 医疗机构宜按病区或科室的规模设立清洁工具复用处理的房间,房间应具备相应的处理设施和储存条件,并保持环境干燥、通风换气。

解析

目前我国基层的医疗机构对清洁工具的复用多采用传统的"水桶法",即使用后的布巾、地巾等清洁工具直接在水桶中进行现场清洗,或采用化学消毒剂浸泡消毒。这种传统方法的最大缺点在于,化学消毒剂浸泡的质量难以把控,且清洁工具自然晾干易造成细菌繁殖。自然晾干几乎无法干燥,潮湿的布巾、地巾是细菌存活和繁殖的最佳场所,也会成为播散病原体的媒介。本《规范》推荐采用物理方法来处理复用的清洁工具,即采用机械清洗、热力消毒、机械干燥、装箱保存,从而提高清洁工具复用的有效性。复用处理全过程自动化控制,保证质量。物理消毒的重要参数——A0 值达到 600,是卫生用品复用最低标准,可以通过 80 ℃持续 10 分钟、90 ℃持续 1 分钟或 93 ℃持续 30 秒来实现。对于来自感染性疾病科等重点区域的清洁工具,在机械清洗的过程中可以适当加入化学消毒剂,以辅助提高消毒效果。

⓬ 什么是隔断防护?

答案: 隔断防护是指医疗机构内部改建、修缮、装修等工程实施过程中,采用塑料、装饰板等建筑材料作为围挡,以完全封闭施工区域,防止施工区域内的尘埃、微生物等污染非施工区域内环境表面的措施。

解析

无论是医院内部,还是相邻建筑物或道路等建设修复工程均会产生大量建筑垃圾和尘埃,尤其是内部修缮过程会释放大量真菌孢子。

⑬ 被患者体液、血液、排泄物、分泌物等污染的环境表面,应如何进行清洁消毒?

答案: 2012 年《医疗机构消毒隔离规范》中提到:被患者体液、血液、排泄物、分泌物等污染的环境表面,应先采用可吸附的材料将其清除,再根据污染的病原体特点选用适宜的消毒剂进行消毒。此项规范在 2012 年规范的基础上,提出应随时进行污点消毒。

解析

物体表面分相对清洁的物体表面和被血液、体液等严重污染的物体表面。对相对清洁的物体表面可以采用清水擦拭方法,而对被血液、体液等有机物严重污染的物体表面用清水擦拭达不到清洁质量要求。有许多理由认为保持医院环境物体表面清洁具有重要意义,大量证据确定不良的卫生环境与医院感染之间的关系,提高清洁可以降低医院感染率。然而,同时有许多研究表明:医院视觉上清洁是重要的,但单纯的清洁可能还不够。研究显示,在用清洁剂清洁后仍发现临床上存在重要的病原微生物。用清洁剂进行常规清洁并不能从环境中有效清除艰难梭菌芽孢。当清洗用具或清洁剂受污染时,单独使用清洁剂拖地板及擦家具不但会导致患者环境物体表面微生物污染水平增加,还会引起感染传播。

反复的现场和实验室研究已显示环境物体表面消毒作为感染综合控制一部分措施的重要性。李颖等人报道,用含氯消毒液进行物体表面消毒后 4 小时内的抑菌率和 2 小时内的物体表面细菌总数合格率均为 90.0%。高晓东等人报道,头桌和仪器面板相对较低,用消毒剂可以使环境污菌数明显降低,并至少可以保持 4 小时。孙亚君等的实验证实,在消毒湿巾上直接染菌,浸透作用 2 分钟,对金黄色葡萄球菌和大肠埃希菌平均杀灭对数值均 3.00,用医用消毒湿巾对物体表面擦拭消毒作用 2 分钟,对物体表面自然菌的杀灭对数值为 1.23,用含氯消毒剂稀释液对物体表面擦拭消毒作用 10 分钟,对物体表面自然菌的杀灭对数值为 1.18,两种消毒方法消毒后的物体表面细菌总数均为 10 CFU/cm²。季铵盐、碘酒、酒精、乙醛、有机酸、过氧化物、卤代化物都被证明有广泛的抗微生物能力。尽管物体表面的性质会影响对它的消毒效果,消毒剂中的表面活性剂成分、浓度和接触时间也会显著地影响其抗微生物的活力,但大量研究显示,如果使用的消毒剂浓度适当,不但能够显著地降低物体表面的微生物负载水平,还能将环境物体表面的致病微生物数量保持在较低水平。

⑭ 物体表面消毒检测方法是什么?

　　答案: 微菌落计数法,倾注平板计数法,阻抗法,ATP 生物发光法,快速测试纸片法。

解析

　　微菌落法是指细菌在生长繁殖的早期,菌落极小,肉眼难辨,须借助显微镜观察计数的方法。早期培养微菌落的载体多为琼脂薄层,用相差显微镜或染色后用普通显微镜观察结果。国外在 20 世纪 70 年代初即将此法用于水、乳等食品的细菌快速定量测定及评价食品和食品加工设备的微生物污染情况。随后国内学者也开始研究微菌落法,将其用于尿液细菌、饮料中酵母、医院污水中沙门菌的快速定量计数,还有人应用该法评价化学消毒剂的杀菌效果。吴志伟等用微菌落观察法鉴别结核杆菌群和非结核分枝杆菌的灵敏度和特异性达到 97.8%,表明微菌落观察法结合匡氏培养基用于分枝杆菌的直接鉴定,灵敏度和特异性较高,结果比较准确可靠。乔红等采用的微菌落法可以将细菌培养时间缩短 10 倍以上,明显加快了消毒剂杀菌效果评价速度。通过对两种化学消毒剂杀菌效果进行实际评价,结果显示,微菌落法计数结果与常规计数法完全一致,说明可以用微菌落法进行杀菌效果评价中的活菌计数。微菌落法并非最理想的快速检测方法,使用显微镜下计数技术不仅会延缓数菌速度,且工作量大的时候也会产生眼睛疲劳,该法在菌落形成的早期(最快培养3~5小时)即可观察结果,大大缩短了检测时间,但缺点在于需要染色、固定、显微镜检等步骤,适合样本数少时采用,而不适用于医院感染监测、卫生监测等大批量样本的检测工作。

细菌数量测定通常采用传统的平板计数法,用于医院物体表面细菌总数的测定。GB15982-2012《医院消毒卫生标准》规定的方法也是采用传统的涂抹后平板菌落计数法。该法历史悠久,是国内外迄今为止仍沿用的标准方法。此种方法操作简单易行,成本低廉,且计数活的菌落。但这种方法的工作量较大,费时费力,很难满足在线检测的要求,并且对于难培养或不可培养的微生物,很难应用平板计数法来测定细菌数量。尤其是在物体表面菌落数少时,误差更大。这是因为涂抹采样、振荡混匀、稀释后再接种等操作步骤都会有误差的叠加,不同的人操作也会导致人为误差。另外,有的细菌细小或在琼脂内部生长,难以计数到。由于此种方法耗时较长,工作量大,操作繁琐,不能满足突发公共卫生事件、院感监测等需要快速及时出结果的场合。

阻抗法是电化学方法的一种,和微生物检测结合已形成了一个独立的研究领域。其检测微生物的原理是基于微生物在生长繁殖过程中,会使培养基的电阻发生变化,这种变化与细菌生长曲线相似,不同细菌的阻抗曲线均不相同,以此可作为鉴定细菌的有利依据。该法目前已被用于细菌总数、霉菌、酵母菌、大肠埃希菌、沙门菌和金黄色葡萄球菌等的检测,同时也已被美国分析化学家协会(Association of Official Analytical Chemists,AOAC)接受为首选方法。阻抗法还被广泛应用于乳品微生物检测中,如生乳、消毒乳、巴氏奶货架期的预测等。阻抗法作为一种微生物快速检测方法,目前能够检测食品中绝大部分微生物,例如细菌总数、嗜冷菌数的计数、沙门菌和李斯特菌等特定微生物的选择性检验。将阻抗法与实时监测技术相结合，能够对微生物进行在线监测。随着研究的深入和技术推广，该方法可应用于新食品开发、制药和化妆品等领域，对杀虫剂、防腐剂、抗菌剂也可进行快速检测。阻抗测定法不足之处是干扰因素较多，如食品配方、培养基的变化都会影响测定结果。阻抗法相关的检测仪有英国 Malthus 公司的 Malthus 微生物自动快速分析系统、法国梅里埃公司的 Bactometer 全自动微生物检测计数仪、奥地利 Sylab 公司的 BacTrac 自动微生物快速检测系统等，广泛应用于临床样本细菌检测、食品质量及病原体检测、工业生产中微生物过程控制及环境卫生细菌学等卫生监测领域。因为有成熟的便携式仪器设备，所以该法在检测细菌总数时方便、快捷，一般几个小时，有的甚至 1 小时内即可出结果。但仪器成本较高，难以推广普及或用于基层，另外该法是间接测定细菌，测定结果中包括了许多在琼脂平板上难以生长的细菌种类和数量，因此其结果和国标法的一致性有待讨论。目前该法的灵敏度多在 103～105 个/mL，最高也仅 102 个/mL，这和传统的计数单位（CFU/cm^2）不一致，若用在医院环境物体表面消毒效果的监测上，其灵敏度可能有待提高，如 I、Ⅱ类环境表面平均菌落数小于等于 5 CFU/cm^2，Ⅲ、Ⅳ类环境表面平均菌落数小于等于 10 CFU/cm^2。

　　ATP 生物发光法是一种实时的检测方法，具有简单、快速等优点。ATP 作为生物体内的能量载体，存在于所有的动物、植物和微生物的活体细胞中，而当微生物死亡后，其体内的 ATP 则会迅速降解。因此一定生理时期内的活体微生物，其体内的 ATP 浓度基本稳定，使得 ATP 浓度与活体微生物量之间具有线性关系。荧光素-虫荧光素酶反应需要 ATP 提供能量，在反应中每消耗 1 分子 ATP，便会产生 1 分子光子。通过测定荧光素-虫荧光素酶催化反应的发光值可计算出溶液中的 ATP 含量。综合以上 ATP 的特点，目前 ATP 生物发光法被认为是较好的活体微生物的检测指标，国内已将此项技术开始应用于医学、农业以及生命科学等领域。我国 2002 年颁发了食品加工企业的危害分析和关键控制点（Hazard Analysis Critical Control Point，HACCP）实施指南，鼓励食品加工企业引入 ATP 检测系统。陈胤瑜等将 ATP 法应用于出入境食品从业人员手部卫生现场检测中发现，该法优于传统的琼脂平板计数法。但该法的灵敏度一般为 103 个/mL，若应用于医院环境物体表面消毒效果监测，灵敏度还有待提高，虽然有的采用过滤法和前培养法使 ATP 生物发光法的灵敏度有所提高，但仍不能达到要求，还增加了步骤和时间。另外，在 ATP 的提取上，总有外源性 ATP 的干扰，因为它是一种酶促反应，反应时的影响因素也较多，测定条件还有待优化。目前市场上的 ATP 检测仪从全自动到小型便携式仪器都有，目前市场上此类发光检测仪及相应的检测试剂盒都实现了配套，尤以国外 Microstar-RMDS 系列应用最为广泛。因为该操作简单、结果快速（整个过程 1 小时内即可完成），因此国外早已将此法广泛应用于检测食品生产线硬物表面及食品器具等的清洁度。许多研究也表明，该法与传统平板计数法一致性好，可行有效。

纸片法在国外已被广泛用于快速检测，其中最具代表性的是美国产系列纸片，包括需氧平板计数纸片、大肠菌群纸片、高灵敏度大肠菌群纸片、霉菌及酵母计数纸片等，已获 AOAC、法国标准化协会（Association Francaise de Normalisation，AFNOR）等国际机构的认证，该纸片一般以无纺布作为载体，其上覆盖一层透明膜，下面则涂有粘性含培养基的水溶性复合膜，不仅有测试菌生长所需的营养物质，还加入了染色剂和显色剂，增强了菌落的目视效果。纸片法以其操作简便、灵敏度高、速度快等优势在食品检测领域得到愈来愈广泛的应用。纸片法已经被广泛用于快速检验，其中最有代表性的是美国产品 Peterifilm 系列纸片，包括需氧平板计数纸片、大肠菌群纸片、高灵度大肠菌群纸片、霉菌及酵母计数纸片等。唐漪灵等利用 Petrifilm 微生物快速测试纸片检测了 28 份奶制品的细菌总数和大肠菌群，并与标准平皿计数法进行比较，统计结果显示两种方法检验结果间的差异无显著性。在使用纸片法进行细菌总数检测时，可以在 24 小时内达到最佳计数时间点,培养时间的延长可能由于纸片法的本身特点反而不利于最终的计数;和传统的国标法比较,食品和空气自然沉降菌细菌总数测试中,纸片法和国标法的结果有非常好的相关性。在硬物表面细菌总数测试中,纸片法表现出更高的灵敏度和更可靠的数据,明显优于传统的国标法检测。新型测试纸片法不仅省略了繁琐的前期准备工作和后期清洁废弃处理,并且在测试流程、培养时间、结果观察等环节都更为简便、快速和可靠,值得在医院环境物体表面消毒效果检测中推广。快速测试纸片法的主要优点:首先是与传统的棉拭子涂抹采样比较,省却了反复涂抹取样、震荡洗涤、稀释后再接种的步骤,直接覆盖皮肤取样,步骤简单,减少了人为误差,监测结果更真实地反映了环境物体表面微生物污染的实际情况,提高了检出率;其次是与国标法(即传统的平板计数法)比较,省却了前期繁重的培养基制备和后期大量器皿洗涤、灭菌等收尾工作,培养一般也只需 16~18 小时,简单、快速、实用;第三是纸片体积小,易于消毒保存,便于运输携带,价格低廉。缺点是细菌可能在无纺布的两面生长,但肉眼不能两面计数,易漏检而影响结果。针对此点,国内有的改用滤纸片、纸膜、胶片等作为培养基的载体进行了一系列生产和研究,取得了一定进展,但目前尚未被国标(GB)和行标(SN)采用,因缺乏纸片的质量标准,在抗干扰和纸片批间差上也可能参差不齐,该法目前的研究主要用于食品和水质的检测,用在医院环境物体表面消毒效果上的研究鲜见报道,故医院环境物体表面监测的灵敏度也有待进一步探讨。

(邵小平　蒋卓娟)

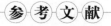

参 考 文 献

[1] 荣菊芬,周丽珍,孙维敏.ICU 患者多重耐药菌感染环境因素及干预措施[J].重庆医学,2012,41(8):793-795.

［2］王惠芳,来瑞平,符湘云,等.重症医学科环境因素监测结果分析及管理对策［J］.中国消毒学杂志,2013,30(2)：164-165.

［3］朱仁义,沈伟.从循证医学角度看物体表面消毒在医院感染预防和控制中的作用［J］.中国消毒学杂志,2008,25(1)：60-63.

［4］李颖,戈伟,许文,等.ICU物体表面消毒方法优选试验研究［J］.中华医院感染学杂志,2013,23(7)：1629-1631.

［5］陈淑芬,陈乙尤.呼吸机的清洁、消毒和维护保养［J］.中国医疗设备,2013,28(1)：145-146.

［6］谷继荣.环境及物体表面消毒在预防和控制医院感染中的作用［J］.中国感染控制杂志,2012,11(3)：231-235.

［7］朱斌,钱红燕,陈玉洁,等.不同妇科手术方式的医院感染风险比较与分析［J］.中华医院感染学杂志,2012,22(24)：5553-5555.

［8］柳佩珍,陈建亮.产科患者发生医院感染的危险因素调查分析［J］.中华医院感染学杂志,2012,22(14)：3083-3084.

［9］何长宏,董志勇.开腹子宫肌瘤剔除术后感染及其影响因素分析［J］.现代中西医结合杂志,2014,23(17)：1855-1857.

［10］颜为红,陈奎喜,马俊.腹腔镜与开腹子宫肌瘤切除术的临床对比研究［J］.中国妇幼健康研究,2012,23(6)：821-822.

［11］阮菊意.妇产科患者医院感染原因分析及护理对策［J］.中华医院感染学杂志,2011,21(22)：4721-4722.

［12］袁春梅,敖永琼.无气腹悬吊式腹腔镜下子宫肌瘤挖除术的手术配合［J］.求医问药：下半月刊,2012,10(10)：230,708.

［13］Anderson DJ, Chen LF, Weber DJ, et al. Enhanced terminal room disinfection and acquisition and infection caused by multidrug-resistant organisms and Clostridium difficile (the Benefits of Enhanced Terminal Room Disinfection study): a cluster-randomised, multicentre, crossover study［J］. Lancet, 2017,389(10071)：805-814.

［14］Xu H, Jin H, Zhao L, et al. A randomized, double-blind comparison of the effectiveness of environmental cleaning between infection control professionals and environmental service workers［J］. Am J Infect Control, 2015,43(3)：292-294.

［15］Maillard H. Best practice in healthcare environment decontamination［J］. Eur J Clin Microbiol Infect Dis, 2015,34(1)：1-11.

[16] Han JH, Sullivan N, Leas BF, et al. Cleaning Hospital Room Surfaces to Prevent Health Care-Associated Infections [J]. Ann Intern Med, 2015, 163(8): 598 - 607.

[17] Vonberg RP, Gastmeier P. Nosocomial aspergillosis in outbreaks settings [J]. J Hosp Infect, 2006,63(3): 246 - 254.

[18] Ling ML, Apisarnthanarak A, Thu le TA, et al. APSIC Guidelines for environmental cleaning and decontamination [J]. Antimicrob Resist Infect Control, 2015,4: 58 - 67.

[19] Toffolutti V, Reeves A, McKee M, et al. Outsourcing cleaning services increases MRSA incidence: Evidence from 126 english acute trusts [J]. Soc Sci Med, 2017,174: 64 - 69.

[20] Gavaldà L, Soriano AM, Cámara J, et al. Control of endemic extensively drug-resistant Acinetobacter baumannii with a cohorting policy and cleaning procedures based on the 1 room, 1 wipe approach [J]. Am J Infect Control, 2016,44(5): 520 - 524.

[21] Creamer E, Humphreys H. The contribution of beds to healthcare-associated infection: the importance of adequate decontamination [J]. J Hosp Infect, 2008,69(1): 8 - 23.

练 习 题

一、单选题

1. 使用中清洁剂和消毒剂的更换频率应有(   )和(   )的规定
   A. 时间 空间　　　　　　　　B. 时间 方位
   C. 空间 日期　　　　　　　　D. 日期 时间

2. 特殊病原体污染的区域需要选择(   )的消毒剂及浓度,并增加清洁消毒频次
   A. 合适　　　B. 高效　　　C. 低效　　　D. 常规

3. 对频繁接触、易污染、难清洁与消毒的表面,可采取(   )措施,实行一用一换,使用后的屏障物按医疗废物处置
   A. 屏障保护　　　　　　　　B. 屏障消除
   C. 屏障妨碍　　　　　　　　D. 屏障销毁

4. 含氯消毒剂浸泡、擦拭的浓度（　　）mg/L

    A. 1 000～5 000　　B. 500～1 000　　C. 2 000～2 000　　D. 100～500

5. 过氧化氢或过氧乙酸喷雾或熏蒸的浓度（　　）%

    A. 3　　　　　　　B. 10　　　　　　C. 15　　　　　　D. 75

6. 大量污染是指大于（　　）mL

    A. 10　　　　　　　B. 15　　　　　　C. 30　　　　　　D. 50

7. 有明确病原体污染时，应根据（　　）特点选择消毒剂

    A. 病原体　　　　　B. 污染　　　　　C. 时间　　　　　D. 潜伏时间

8. 其他使用中消毒液染菌量≤（　　）CFU/mL 为合格

    A. 80　　　　　　　B. 50　　　　　　C. 60　　　　　　D. 100

9. 采样标本暴露规定时间后，由（　　）及（　　）收集平皿，及时送检

    A. 近　远　　　　　B. 远　近　　　　C. 同侧　对侧　　　D. 对侧　同侧

10. 艰难梭状芽孢杆菌、诺如病毒感染时消毒时间是（　　）分钟

    A. 10　　　　　　　B. 15　　　　　　C. 30　　　　　　D. 60

11. ICU 医疗区域内的温度应维持在

    A. 21±1.5 ℃　　　B. 22±1.5 ℃　　C. 23±1.5 ℃　　　D. 24±1.5 ℃

12. ICU 医疗区域内的相对湿度应维持在

    A. 30%～60%　　　　　　　　　　　B. 40%～60%

    C. 50%～60%　　　　　　　　　　　D. 60%～70%

13. 重症监护病房医院感染预防与控制规范中，预防中央导管相关血流感染推荐
使用的皮肤消毒溶液是

    A. 乙醇　　　　　　　　　　　　　　B. 碘伏

    C. 茂康碘　　　　　　　　　　　　　D. 氯己定-乙醇溶液

14. 重症监护病房医院感染预防与控制规范中，对手卫生要求描述正确的是

    A. 应配备足够的手触式洗手设施和速干手消毒剂

    B. 洗手设施与床位数比例应不低于 1∶3，单间病房应每床 1 套

    C. 当手部有血液或其他体液等肉眼可见污染时，应使用肥皂（皂液）和流动
水洗手；手部没有肉眼可见污染时，宜使用速干手消毒剂消毒双手代替
洗手

    D. 干手用品宜使用烘手机干手

15. ICU 的空气菌落数应控制为

    A. ＜100 CFU/m^2　　　　　　　　B. ＜200 CFU/m^2

    C. ＜300 CFU/m^2　　　　　　　　D. ＜400 CFU/m^2

二、多选题

16. 根据《医院感染管理办法》要求,医疗机构应当严格执行医疗器械、器具的消毒工作技术规范,达到以下那几种要求
    A. 进入人体组织、无菌器官的医疗器械、器具和物品必须达到灭菌水平
    B. 接触皮肤、黏膜的医疗器械、器具和物品必须达到消毒水平
    C. 各种用于注射、穿刺、采血等有创操作的医疗器具必须一用一灭菌
    D. 一次性使用的医疗器械、器具不得重复使用

17. 空气消毒的注意事项
    A. 消毒时应关闭门窗
    B. 进出风口不应有物品覆盖或遮挡
    C. 适用于无人状态下的室内空气消毒
    D. 过滤网应定期清洗

18. 物体表面采样方法
    A. 用 5 cm×5 cm 灭菌规格板放在被检物体表面
    B. 在规格板内横竖往返各涂抹 4 次
    C. 被采表面<100 cm^2,取全部表面
    D. 被采面积≥100 cm^2,取 100 cm^2

19. 病区内病房(室)、治疗室等各功能区域内的房间应
    A. 布局合理
    B. 洁污分区明确
    C. 设有适于隔离的房间
    D. 符合 WS/T313 要求的手卫生设施

20. 使用不稳定消毒剂如含氯消毒剂、过氧乙酸等时,应
    A. 现配现用
    B. 每次配制后进行浓度监测
    C. 符合要求后方可使用
    D. 配置后不限时间,使用前进行浓度监测合格即可

[答案]

1. A	2. A	3. A	4. A	5. A
6. A	7. A	8. D	9. A	10. C
11. D	12. A	13. D	14. C	15. A
16. ABCD	17. ABD	18. ACD	19. ABCD	20. ABC

第八章

口腔器械消毒灭菌规范

❶ 口腔器械危险程度分几种？怎么区分？

答案：口腔器械是用于预防、诊断、治疗口腔疾患和口腔保健的可重复使用器械、器具和物品。新标准明确了各类口腔器械的定义，特点是按照口腔器械的危险程度将口腔器械分为高度、中度及低度危险。

解析

国家对医疗器械按照风险程度分为三类：第一类是风险程度低，实行常规管理可以保证其安全、有效的医疗器械。第二类是具有中度风险，需要严格控制管理以保证其安全、有效的医疗器械。第三类是指植入人体，用于支持、维持生命、对人体具有高度风险需要采取特别措施严格控制管理以保证其安全、有效的医疗器械。

（1）高度危险口腔器械：穿透软组织、接触骨、进入或接触血液或其他无菌组织的口腔器械。

（2）中度危险口腔器械：与完整黏膜相接触，而不进入人体无菌组织、器官和血流，也不接触破损皮肤、破损黏膜的口腔器械。

（3）低度危险口腔器械：不接触患者口腔或间接接触患者口腔，参与口腔诊疗服务，虽有微生物污染，但在一般情况下无害，只有受到一定量的病原微生物污染时才造成危害的口腔器械。

❷ 根据口腔器械危险程度分类需要消毒灭菌水平要求是什么?

答案: 进入患者口腔内的所有诊疗器械,必须达到"一人一用一消毒或者灭菌"的要求。凡接触患者伤口、血液、破损黏膜或者进入人体无菌组织的各类口腔诊疗器械,包括牙科手机、车针、根管治疗器械、拔牙器械、手术治疗器械、牙周治疗器械、敷料等,使用前必须达到灭菌。接触患者完整黏膜、皮肤的口腔诊疗器械,包括口镜、探针、牙科镊子等口腔检查器械、各类用于辅助治疗的物理测量仪器、印模托盘、漱口杯等,使用前必须达到消毒。凡接触患者体液、血液的修复与正畸模型等物品,送技工室操作前必须消毒。牙科综合治疗台及其配套设施应每日清洁、消毒,遇污染应及时清洁、消毒。

解析

口腔器械的特点:品种多、数量大、周转快,小器械、中空器械多,消毒灭菌难度大,器械接触唾液、血液多,锐利器械多,若口腔器械消毒灭菌不到位,及易造成传染病的交叉感染,因此,口腔器械的消毒灭菌显得尤为重要。如表8-1。

表8-1　口腔器械危险程度分类与消毒灭菌水平要求

危险程度	口腔器械分类	消毒灭菌水平
高度危险	拔牙器械:拔牙钳、牙挺、牙根分离器、凿等 牙周器械:牙洁治器、刮治器、牙周探针等 根管器具:根管扩大器、根管充填器、各类根管锉等 手术器械:种植牙、牙周手术用器械、种植牙和拔牙用牙科手机等 其他器械:牙科车针、电刀头等 检查器械:口镜、镊子、器械盘等 正畸用器械:正畸钳、带环推子、金冠剪等 修复用器械:去冠器、拆冠器、印模托盘等	灭菌

（续表）

危险程度	口腔器械分类	消毒灭菌水平
中度危险	各类充填器：银汞合金输送器 其他器械：牙科手机、开口器、吸唾器、口内 X线片夹持器等 调刀、模型雕刻刀、蜡刀等	灭菌或高水平 消毒
低度危险	橡皮调拌碗、打孔器、卡尺、技工钳等	中低度水平消毒

❸ 口腔器械处理区分哪几个区？要求分别是什么？

答案：分为回收清洗区、保养包装及灭菌区、物品存放区。

解析

　　旧版只要求口腔诊疗区域和口腔诊疗器械清洗、消毒区域应当分开，布局合理，能够满足诊疗工作和口腔诊疗器械清洗、消毒工作的基本要求。而新版规定中强调了设立独立的器械处理区，并有分区设置具体要求：口腔器械处理区应与口腔诊疗服务的范围和工作量相匹配，布局符合医院感染预防与控制的要求。回收清洗区承担器械回收、分类、清洗及干燥工作。保养包装及灭菌区承担器械保养、检查、包装、消毒和（或）灭菌工作。物品存放区存放消毒、灭菌后物品，以及去除外包装的一次性卫生用品等。工作量少的口腔门诊可不设物品存放区，消毒灭菌后将物品直接放于器械储存车内。回收清洗区与保养包装及灭菌区间应有物理屏障。工作流程设计应由污到洁，装饰材料应耐水、易清洁，并按照所配设备预留水、电、气等管线。

❹ 口腔器械回收后如何分类？需要注意些什么？

答案：回收后的器械应在去污区进行诊疗器械、器具的清点和核查，还应根据器械物品材质、精密程度等进行分类处理。

解析

旧版中未曾提到口腔器械回收后如何分类,而新版中特别提到口腔器械使用后应与废弃物品分开放置,及时回收。

(1) 结构复杂不易清洗的口腔器械(如牙科小器械、刮匙等)宜保湿放置,保湿液可选择生活饮用水或酶类清洁剂。

(2) 牙科手机、电动牙洁治器和电刀应初步去污,存放于干燥回收容器内。

(3) 其他器械可选择专用回收容器放置。回收容器应于每次使用后清洗、消毒、干燥备用。

注意事项:①须拆开清洗器械;②精密贵重器械单独放置;③锐利器械需单独放置;④做好安全防护;⑤各类轴节器械保持张开状态;⑥分拣后及时进行台面整理擦拭消毒。

5 **口腔器械、器具清洗操作方法是什么?**
答案: 包括手工清洗和机械清洗。

解析

正确的清洗方法是消毒灭菌必要的前期工作,是决定消毒灭菌质量的关键。是清洗质量的根本保证,任何灭菌都不能弥补清洗不彻底,彻底的清洗是合格灭菌的前提,清洗是消毒前的必要步骤,是灭菌的基础。口腔诊疗器械种类繁多,形状复杂,多纹路、多沟槽、多管腔,清洗难度大。清洗不彻底的器械,可因有机物残留而导致任何灭菌方法失败。新版特别指出:非电源口腔器械可选择机械清洗方法。带电源口腔器械、精密复杂口腔器械、电动牙洁治器手柄宜选择手工清洗。牙科小器械及其他结构复杂的器械宜首选超声清洗。可拆的器械应拆开后分别清洗,如电动牙洁治器。器械有锈渍必须先除锈;器械轴节必须充分打开,容器、管状类放在专用冲洗架上,器械表面和管腔内必须充分接触水流。

（1）手工清洗：适用于严重污染的初步处理，精密、复杂器械以及不能采用机械清洗方法处理的器械。操作步骤包括：初步冲洗-清洁剂浸泡-刷洗（超声清洗）-漂洗与干燥。严重污染或有机物干固器械初步处理步骤：清洁剂浸泡-刷洗（冲洗）再采用机械清洗方法清洗。

（2）机械清洗：包括超声清洗、喷淋清洗，适用于大部分器械的清洗。超声清洗：适用于金属器械、玻璃器皿等硬材质的器械，不适用于橡胶和软塑料材质的清洗。喷淋清洗其程序包括初洗、清洁剂清洗、漂洗（润滑）和消毒，适用于金属、塑料、橡胶、玻璃、乳胶等多类材质器械的清洗消毒。清洗程序包括：预清洗-超声波清洗-漂洗或最终漂洗-消毒-干燥。

⑥ 口腔器械如何检查与保养？

答案：应采用目测或使用带光源放大镜对干燥后的口腔器械进行检查。器械的保养应在清洁之后灭菌之前进行，带轴节的器械必须在每次使用后进行保养，应使用医用润滑剂进行器械保养。

解析

口腔诊疗器械保养能够再次保证灭菌质量，延长器械使用寿命，降低医疗成本并且避免医疗并发症的发生。旧版对口腔器械进行维护和保养中只提到检查器械的使用性能，而新版规定特别强调了口腔器械检查时应做到器械表面、螺旋结构处、关节处无污渍、水渍等残留物质和锈斑（图 8-1），对清洗质量不合格的器械应重新处理；损坏或变形的器械应及时更换。器械的检查内容包

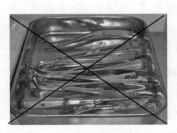

图 8-1　生锈的口腔器械

括清洗质量和结构功能的检查。清洗质量主要查看器械表面是否光洁,有无血迹,锈斑、水垢、残留物质等。结构功能主要查看器械是否完好,有无裂缝缺损,关节活动度是否良好,轴节移动是否顺畅,针头是否平齐无钝、无毛刺,器械闭合尖端对合是否良好,螺丝有无松脱等。口腔器械保养使用的润滑剂可选择水溶性产品,遵循厂家建议使用的浓度和有效期。但禁止使用石蜡油做器械的润滑。

❼ 牙科手机使用后如何清洗?

答案: 牙科手机清洗包括手工清洗和机械清洗。

解析

　　牙科手机是口腔科临床治疗中最常用的设备,由于在治疗过程中密切接触患者的唾液、血液、牙菌斑等,其使用后会受到患者口腔中各种病原微生物不同程度的污染,因此,它属于高度危险物品,必须经灭菌处理,如果灭菌不合格,其潜在交叉感染危险性极大。实现一人一机消毒避免交叉感染是完全必要的。清洗是灭菌的保障,清洗不仅能减少器械上的污垢和部分微生物,还可以防止黏液、凝块堵塞管腔,为进一步灭菌处理做好准备。

　　(1)手工清洗方法:牙科手机使用后在带车针情况下使用牙科综合治疗台水、气系统冲洗牙科手机内部水路、气路30秒,再将牙科手机从快接口或连线上卸下,取下车针,去除表面污染物,带光纤牙科手机可用气枪吹净光纤表面的颗粒和灰尘,擦净光纤表面污渍;带螺纹的牙科手机表面可用软毛刷在流动水下清洗。最后,使用压力罐装清洁润滑油清洁牙科手机进气孔管路,或使用压力水枪冲洗进气孔内部管路,然后使用压力气枪进行干燥。

　　(2)机械清洗方法:①表面清洁:将牙科手机从快接口或连线上卸下,取下车针,去除表面污染物。②将牙科手机放入机械清洗设备内,固定牙科手机,选择正确的清洗程序。③机械清洗设备内应配有牙科手机专用接口,其清洗水流、气流符合牙科手机的内部结构。④机械清洗设备用水宜选用去离子水、软水或蒸馏水。

解析:牙科手机(图8-2)的官方定义是牙科工具或器具床底(带转换或不带转换)工作所需能量的手持工作夹,被誉为口腔科"手

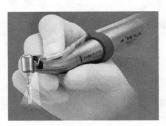

图8-2 牙科手机

机";主要用来清洁牙结石,研磨融齿坏牙的口腔器械。它几乎天天都与口腔科医生、患者打交道,在治疗过程中,会与患者的唾液、血液、龈沟液和牙菌斑等密切接触;由于结构复杂、制造精密,如不进行彻底的清洗灭菌处理,在下一位患者使用时有可能造成感染。

⑧ 牙科手机清洗有哪些注意事项?

答案:(1) 手工清洗:①使用压力罐装清洁润滑油过程中使用透明塑料袋或纸巾包住机头部,避免油雾播散(图8-3);②部件可拆的种植牙专用手机应拆开清洗;③清洗牙科手机后应尽快使用压力气枪进行内部气路的干燥,避免轴承损坏;④压力水枪和压力气枪的压力宜在200~250 kPa,不宜超过牙科手机使用说明书标注的压力;⑤牙科手机不应浸泡在液体溶液内清洗;⑥使用罐装清洁润滑油清洁内部的过程中,如有污物从机头部位流出,继续使用压力罐装清洁润滑油清洁牙科手机进气孔管路,或使用压力水枪冲洗进气孔内部管路,然后使用压力气枪进行干燥。直到无污油流出为止。

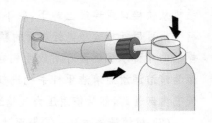

图8-3 压力罐装清洁润滑油的使用

(2) 机械清洗:①电源马达不应使用机械清洗机清洗;②牙科手

机清洗后内部管路应进行充分干燥;③牙科手机不宜选用超声波清洗;④牙科手机不宜与其他口腔器械同时清洗。

⑨ 牙科手机如何保养及注意事项有哪些?

　　答案: 手工、机械和清洗注油灭菌一体机进行清洗、润滑保养。

解析

　　手工保养方法:

　　(1)用压力罐装润滑油连接相匹配的注油适配器或接头对牙科手机注入润滑油。

　　(2)牙科手机夹持器械的部位(卡盘或三瓣簧)应每日注油。

　　(3)内油路式牙科手机宜采用油脂笔对卡盘或三瓣簧和轴承进行润滑。

　　(4)低速牙科弯机和牙科直机注油可参考以上注油方式(若适用),特殊注油方式应参考厂家或供应商使用说明书执行。

　　注意事项如下:

　　(1)清洁注油时应将注油接头与牙科手机注油部位固定,以保证注油效果。

　　(2)避免油雾播散。

　　(3)选择压力罐装清洁润滑油对牙科手机进行清洁的可以不用再次注入润滑油。

　　机械保养方法:

　　(1)将牙科手机连接相匹配的注油适配器或接头后插入自动注油养护机内进行注油。

　　(2)选择适宜的注油程序。

⑩ 口腔器械灭菌方法如何选择?

　　答案: 灭菌常用的灭菌方法有压力蒸汽灭菌法、干热灭菌法、化学灭菌法、低温灭菌法。口腔器械灭菌首选压力蒸汽灭菌,碳钢材质的器械宜选用干热灭菌。

解析

口腔器械是乙型肝炎病毒(HBV)、丙型肝炎病毒(HCV)、人类免疫缺损病毒(HIV)等血液传播性疾病和消化道传染病的传播媒介。口腔疾病的诊治均依赖于口腔器械,严重的污染率使其成为交叉感染的重要媒介,因此口腔器械的消毒灭菌变得极其重要。

(1)化学灭菌法:主要包括化学蒸汽灭菌法、氧化乙烯灭菌法和浸泡灭菌法,较常用的是浸泡灭菌法。化学消毒法具有方便、省时、价格低廉等优点,曾在我国广泛应用。但其也有消毒效果不够理想以及腐蚀器械等缺点。目前多用于擦拭牙科手机进行表面消毒。

(2)干热灭菌法:即在高温干燥条件下对器械进行消毒的方法。由于消毒环境不含水蒸气,因此减少了金属器械的腐蚀情况,适用于耐高温的器械消毒。但由于此法消毒时间长、效果不理想且易损坏器械,因此应用也逐年减少。

(3)低温灭菌法:用来处理不耐受湿热的医疗器械与物品的一类灭菌方式,目前使用的低温灭菌技术有环氧乙烷灭菌、过氧化氢低温等离子体灭菌等。但由于设备昂贵,穿透性差,对器械有严格的管腔长度及大小的限制,灭菌机制也制约了它在口腔器械灭菌方面的应用。

(4)压力蒸汽灭菌法:是目前最主流、效果最好的消毒方法。压力蒸汽灭菌法即使用高压灭菌器在 $103.4\,kPa(1.05\,kg/cm^2)$ 蒸气压,温度 $121.3\,℃$,15~20分钟条件下进行灭菌,可杀灭包括芽孢在内的一切细菌。压力蒸汽灭菌法适用于绝大多数口腔科器械,但不适用于不耐受高温高压蒸汽环境的器械,也不适用于玻璃、橡胶、塑料等材料的器械。临床上应结合器械种类、医院条件和治疗要求等实际情况灵活选择。但无论选择何种方法,都应该保证口腔治疗的安全,以杜绝交叉感染的发生。

⑪　消毒或灭菌后,监测有什么要求?

答案:(1)湿热消毒:每次应监测温度、时间并记录。

(2)化学消毒:应根据消毒剂种类定期监测化学消毒剂的浓度、消毒时间并记录。

(3)小型压力灭菌器:每一灭菌周期应监测物理参数和进行化学监测并记录监测结果,化学监测应将包内化学指示物放置在常用的、有代表性的灭菌包或盒内,置于灭菌器最难灭菌的部位。裸露灭菌的实心器械可将包内化学指示物放于器械旁进行监测。空腔器械可选择化学灭菌过程验证装置(process challenge device,PCD)进行监测,使用中的灭菌器应每月进行生物监测,将生物包置于灭菌器最难灭菌的部位,且灭菌器应处于满载状态。每使用满 12 个月或维修后应同时进行物理监测、化学监测和生物监测。每个灭菌周期运行均应形成文件记录,文件记录应保存 3 年。

⑫　口腔器械消毒或灭菌后,包装有什么要求?

答案:包装是保护器械功能、保证灭菌效果、保持灭菌物品在无菌状态下进行存放的重要手段。低度、中度危险的口腔器械可不包装,消毒或灭菌后直接放入备用清洁容器内保存。牙科小器械宜选用牙科器械盒盛装。新标准在包装方面,对分包提出了新要求。器械消毒或灭菌后封包要求:包外应有灭菌化学指示物,并标有物品名称、包装者、灭菌器编号、灭菌批次、灭菌日期及失效期(图 8-4),如只有 1 个灭菌器时可不标注灭菌器编号。口腔门诊手术包的包内、包外均应有化学指示物。纸塑袋包装时应密封完整,密封宽度大于 6 mm,包内器械距包装袋封口处大于 2.5 cm。纸袋包装时应密封完整,如图 8-5。

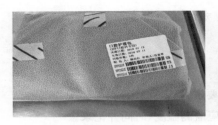
图 8-4 器械灭菌后的包装

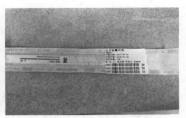
图 8-5 纸塑袋灭菌后的包装

⑬ 口腔器械灭菌放行有哪些要求？

答案：（1）灭菌物品放行每一灭菌周期结束后应检查所有物理参数、化学指示物、灭菌装载、所得数据、指示物的显示与规定灭菌参数一致时，灭菌物品方可放行。

（2）灭菌周期的各种检测或参数不合格时不应放行，应查找灭菌失败的原因，重新调整后再进行物理、化学监测，合格后灭菌器方可再次使用，必要时做生物监测，并应记录全过程。

解析

灭菌放行标准：①物理监测合格：每灭菌批次物理参数合格（温度 132～134 ℃，最短时间 4 分钟，压力 205.8 kPa）；②化学监测合格：每灭菌批次化学指示带变色，呈现均匀的黑色；③生物监测合格：菌管对照阴性；④包装质量合格：无湿包、漏包、潮包、破损包、散包。

⑭ 口腔门诊消毒/灭菌后的医疗器械能存放多久？

答案：一般消毒灭菌后物品的存放时间取决于物品是否有包装、包装类型和器械的危险程度。

解析

新版规定裸露灭菌及一般容器包装的高度危险口腔器械灭菌后应立即使用，最长不超过 4 小时；中、低度危险口腔器械消毒或灭菌

后置于清洁干燥的容器内保存,保存时间不宜超过 7 天(详见表 8 -
2)。同时,我们还应该注意,器械储存区还应配备物品存放柜(架)或
存放车并应每周对其进行清洁消毒。灭菌物品和消毒物品应分开放
置,并有明显标识。

表 8- 2　包装材料无菌有效期

包装类型	纺织材料和牙科器械盒	一次性纸袋	一次性皱纹纸和医用无纺布	一次性纸塑袋
有效期(天)	7	30	180	180

⑮ 口腔科操作中要求"六戴"或"四戴"进行职业防护,具体如何选择? 防护用品如何处置?

　　答案:标准预防的基本理念就是认定患者血液、体液、分泌物、
非完整皮肤和黏膜均可能含有感染性物质,接触上述物质者必须采
取防护措施。根据传播途径应在标准预防的基础上采取接触隔离、
飞沫隔离、空气隔离,这是预防医院感染成功而有效的措施。

　　口腔科的特点是门诊患者多,流动快,诊疗时需要直接接触患者
的黏膜、唾液、血液,操作时有大量含微生物的气溶胶飞溅。因此,口
腔医务人员随时可能通过三大传播途径接触飞沫和空气"中招"! 标
准预防对于从事口腔诊疗工作的医务人员来说显得尤为重要。

　　进行口腔诊疗操作时医务人员采取的是"六戴",使用的基本个
人防护装备(PPE)包括:保护双手的手套、保护口鼻的口罩、保护头
发的帽子、保护双眼的护目镜、保护颜面部的面罩(护目镜和面罩可
二选一)、保护皮肤或衣服的工作服。进行口腔检查操作时,医务人
员可用"四戴"进行防护,即佩戴帽子、口罩、手套、穿工作服。一次性
帽子、口罩、手套、护目镜、面罩等使用后丢入医疗废物专用袋;复用
的护目镜、面罩每天使用后应采用中水平以上的消毒水平进行处理,
遇污染时及时消毒。

解析

从事口腔诊疗服务和口腔诊疗器械消毒工作的医务人员,应当掌握口腔诊疗器械及个人防护等医院感染预防与控制方面的知识。新版规定中强调了应根据口腔诊疗服务工作量配备专职或兼职口腔器械消毒灭菌工作人员,并且消毒灭菌的工作人员应参加岗前培训和继续教育。

（袁　雁）

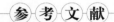

参 考 文 献

［1］顾晓红,洪怡. 医院消毒供应中心(CSSD)清洗口腔器械效果分析[J]. 当代医学,2010,16(18)：30.

［2］World Health Organization. Practical guidelines for infection control in health care facilities [M]. WHO, 2004.

［3］雷松蕙,杨小红,朱秀娥. 口腔科消毒技术隔离与医院感染管理[J]. 中华医院感染学杂志,2006,16(2)：186.

［4］王芳云,胡中旺,张建凤,等.3 种清洗方法对牙科手机清洗效果观察[J]. 中华医院感染学杂志,2008,18(1)：76 - 77

［5］蒋艳华,蒋礼福. 口腔器械消毒及卫生监督管理现状分析[J]. 中国消毒学杂志,2006,23(5)：481 - 482.

［6］卢莉莉. 常用口腔器械不同流程净化效果评价[J]. 医学信息：上旬刊,2010,23(5)：1494.

练 习 题

一、单选题

1. 口腔科器械处理必须配备的设备,下列哪项是错误的

　　A. 污物回收器具　　　　　　　B. 手工清洗池

　　C. 工作台　　　　　　　　　　D. 牙科手动专用自动注油养护机

　　E. 超声清洗机及灭菌设备

2. 口腔器械清洗方法包括

    A. 手工清洗　　　B. 超声波清洗　　　C. 机械清洗　　　D. 以上都对

3. 牙科小器械及其他结构复杂的器械首选

    A. 手工清洗　　　B. 超声波清洗　　　C. 机械清洗　　　D. 以上都对

4. 口腔诊疗器械使用纸塑袋、纸袋包装是应密封完整,密封宽度及包内器械距包装袋封口处应达到

    A. 密封宽度≥4 mm,包内器械距包装袋封口处≥1.5 cm

    B. 密封宽度≥5 mm,包内器械距包装袋封口处≥2 cm

    C. 密封宽度≥6 mm,包内器械距包装袋封口处≥2.5 cm

    D. 密封宽度≥7 mm,包内器械距包装袋封口处≥3 cm

5. 下列哪组口腔诊疗器械属于中度危险器械

    A. 拔牙钳、牙挺、牙龈分离器、牙齿分离器

    B. 刮治器、刮匙、挖匙、根管扩大器

    C. 口镜、正畸钳、去冠器、牙科手机

    D. 模型雕刻刀、牙锤、聚醚枪、技工钳

6. 关于口腔科器械处理区,以下描述正确的是

    A. 区域内按工作要求分为回收清洗区、保养包装及灭菌区、物品存放区

    B. 回收清洁区承担器械回收、分类、清洗、除锈、干燥工作

    C. 保养包装及灭菌区承担器械的保养、检查、包装、灭菌工作

    D. 以上都正确

7. 以下描述正确的是

    A. 灭菌器新安装或更换主要部件应进行灭菌性能确认

    B. 灭菌器每使用 12 个月应进行物理监测、化学监测和生物监测

    C. 每个灭菌周期运行均应形成文件记录,文件记录应保存 3 年

    D. 以上都正确

8. 口腔诊疗器械的储存,下列描述正确的是

    A. 储存区应配备物品存放柜或存放车,并应每周 2 次对其进行清洁消毒处理

    B. 灭菌物品和消毒物品分开放置,并有明显标识

    C. 裸露灭菌及一般容器包装的高度危险口腔器械灭菌后应立即使用,最长不超过 6 小时

    D. 中、低度危险口腔器械消毒或灭菌后置于清洁干燥的容器内保存,保存时间不宜超过 3 天

9. 口腔科的压力蒸汽灭菌器常规使用时,多长时间进行一次生物监测

　　A. 每周　　　　　B. 每天　　　　　C. 每月　　　　　D. 每季度

10. 口腔科的器械消毒包括哪些工作程序

　　A. 清洗　　　　　　　　　　　B. 器械维护与保养

　　C. 消毒或灭菌　　　　　　　　D. 贮存

　　E. 以上均是

11. 对结构复杂、缝隙多的口腔科器械,应当采用下列哪种方法清洗

　　A. 酶洗　　　　　　　　　　　B. 流水手洗

　　C. 浸泡后毛刷刷洗　　　　　　D. 超声清洗加酶洗

12. 有关口腔诊疗器械消毒与灭菌的效果监测,哪项是错误的

　　A. 新灭菌设备和维修后的设备在投入使用前,应当确定设备灭菌操作程序、灭菌物品包装形式和灭菌物品重量,进行生物监测合格后,方可投入使用

　　B. 在设备灭菌操作程序、灭菌物品包装形式和灭菌物品重量发生改变时,应当进行灭菌效果确认性生物监测

　　C. 灭菌设备常规使用条件下,至少每季度进行一次生物监测

　　D. 采用包装方式进行压力蒸汽灭菌或者环氧乙烷灭菌的,应当进行工艺监测、化学监测和生物监测

13. 口腔器械灭菌消毒与灭菌放行要求

　　A. 灭菌物品放行每一灭菌周期结束后应检查所有物理参数、化学指示物、灭菌装载、所得数据、指示物的显示与规定、灭菌参数一致时,灭菌物品方可放行

　　B. 灭菌物品放行每一灭菌周期结束后应检查所有物理参数、化学指示物、灭菌装载、所得数据、指示物的显示与规定,其中一项符合规定即可放行

　　C. 灭菌周期的各种检测或参数不合格时应重新灭菌,灭菌后即可使用,无需复查

　　D. 化学监测合格只需化学指示带变色即可

14. 器械处理区域内分为

　　A. 回收清洁区　　　　　　　　B. 保养包装及灭菌区

　　C. 物品存放区　　　　　　　　D. 以上都是

15. 口腔器械清洗注意事项

　　A. 可拆的器械可集中清洗

　　B. 手工清洗时,应先将器械、器具和物品置于流动水下冲洗,初步去除污染物冲洗

C. 刷洗操作应在水面上进行,防止产生气溶胶

D. 以上都正确

二、多选题

16. 小型灭菌器监测包括

　　A. 物理监测　　　　B. 化学监测　　　　C. 生物监测　　　　D. B-D 监测

17. 牙科手机手工保养方法不正确的是

　　A. 用压力罐装润滑油连接相匹配的注油适配器或接头对牙科手机注入润滑油

　　B. 牙科手机夹持器械的部位应每日注油

　　C. 内油路式牙科手机宜采用油脂笔对卡盘或三瓣簧和轴承进行润滑

　　D. 以上均正确

18. 牙科手机手工保养注意事项不正确的是

　　A. 清洁注油时应将注油接头与牙科手机注油部位固定,以保证注油效果

　　B. 清洁注油时应将注油接头与牙科手机注油部位分离,以防止污染

　　C. 选择压力罐装清洁润滑油对牙科手机进行清洁的需再次注入润滑油

　　D. 以上都错误

19. 口腔器械包装材料有哪些

　　A. 纺织材料和牙科器械盒　　　　　　B. 一次性纸袋

　　C. 一次性皱纹纸和医用无纺布　　　　D. 一次性纸塑袋

20. 口腔器械包装要求

　　A. 低度、中度危险的口腔器械可不包装,消毒或灭菌后直接放入备用清洁容器内保存

　　B. 牙科小器械宜选用牙科器械盒盛装

　　C. 器械消毒或灭菌后包外应有灭菌化学指示物,并标有物品名称、包装者、灭菌器编号、灭菌批次、灭菌日期及失效期

　　D. 以上都不正确

[答案]

1. D	2. D	3. B	4. C	5. C
6. D	7. D	8. B	9. A	10. E
11. D	12. C	13. A	14. D	15. B
16. ABCD	17. ABC	18. BCD	19. ABCD	20. ABC

第九章

经空气传播疾病医院感染
预防与控制规范

①　本规范适用于的范围有哪些?

答案：本规范适用于各级各类医疗机构,强调各级各类医疗机构包括：医院、卫生院、疗养院、门诊部、诊所、卫生所(室)以及急救站等。不像某一些规范,如病区医院感染管理规范仅适用于医院。而本规范,如一患者感染结核,发生在农村,该患者可能到乡镇卫生院就诊,发生在城市,患者可能到社区卫生中心就诊,因此该规范不仅适用于各级医院,也适用于各类医疗机构。

②　何谓呼吸道传染病? 常见呼吸道传染病的传播方式有哪些? 传播特点是什么?

答案：根据《医院隔离技术规范》WS/T311 - 2009：呼吸道传染病是指病原体从人体的鼻腔、咽喉、气管和支气管等呼吸道侵入而引起的有传染性的疾病。呼吸道传染病的 3 个主要传播途径为空气传播、飞沫传播及接触传播。传播的特点有：①传播范围广、传播速度快、发病率高；②人口密度大的场所高发、容易暴发,综合医院是呼吸道传染病发生的重要场所；③症状缺乏特异性,易误诊、漏诊。

解析

传播方式：

（1）空气传播：指病原体从传染源排出后,通过空气侵入新的易感宿主所经历的全部过程。主要传播方式包括经飞沫、飞沫核和尘埃。含有大量病原体的飞沫在患者呼气、喷嚏、咳嗽时经口鼻排入环境。大的飞沫迅速降落地面,小的飞沫在空气中短暂停留,局限于传染源周围。因此,经飞沫传播只能累及传染源周围的密切接触者。这种传播在一些拥挤的公共场所如车站、临时工棚、监狱等较易发生。对环境抵抗力较弱的流感病毒、百日咳杆菌和脑膜炎双球菌常经此方式传播。飞沫核传播主要指的是飞沫在空气悬浮过程中由于失去水分,剩下的蛋白质和病原体组成的核称为飞沫核。飞沫核可以气溶胶的形式漂流至远处。结核杆菌等耐干燥的病原体可经飞沫核传播。经尘埃传播主要指含有病原体的飞沫或分泌物落在地面,干燥后形成尘埃,易感者吸入后即可感染。凡对外界抵抗力较强的病原体如结核杆菌和炭疽杆菌芽孢均可通过尘埃传播。

(2) 飞沫传播:即空气飞沫传播,是空气传播的一种方式。病原体由传染源通过咳嗽、喷嚏、谈话排出的分泌物和飞沫,使易感者吸入受染。流脑、猩红热、百日咳、流感、麻疹等通过此方式传播。一般情况下,飞沫传播只有与传染源近距离接触才可能实现,而距离传染源 1 m 以外是相对安全的,距离 2 m 以上是绝对安全的。因为,没有外部条件(如风力)的帮助,飞沫喷射到两米以外的可能性几乎没有。

(3) 接触传播:指病原体通过媒介物直接或间接接触,直接接触传播指病原体从传染源直接传播至易感者合适的侵入门户,间接接触传播指间接接触了被污染的物品所造成的传播。

❸ 常见呼吸道传染病的传染链是怎样的? 不同的呼吸道传染病预防措施相同吗?

答案:常见呼吸道传染病的传染链:如表 9-1。

表 9-1　常见呼吸道传染病的传染链

疾病名称	传染源	传播途径			易感人群
		空气	飞沫	接触	
麻疹	麻疹患者	＋	＋	＋	人群普遍易感
流行性感冒	患者、隐性感染者		＋	＋	人群普遍易感
肺结核	开放性肺结核患者	＋	＋		免疫力低下者易感
SARS	患者		＋	＋	人群普遍易感
水痘	患者		＋	＋	人群普遍易感
流行性腮腺炎	早期患者、隐性感染者		＋		4～15 岁更易感
猩红热	患者、带菌者		＋	＋	5～15 岁高发

　　对呼吸道传染病的预防策略因不同的传播途径而有所不同。应在标准预防的基础上采取传播途径的隔离措施,同时还要根据诊疗操作可能暴露的风险级别采取相应的防护措施。如甲型 H1N1 流感主要通过飞沫传播和接触传播,需采取"标准预防＋飞沫传播＋接触传播"预防控制措施,若进行气管插管或气管切开等高危操作时,个人防护级别要按空气传播对待,即"标准预防＋空气传播＋接触传播"预防控制措施。

　　因此,呼吸道传染疾病不能简单理解为"空气传播疾病只需采取空气隔离措施"或"飞沫传播疾病只需采取飞沫隔离措施",需综合考虑,基于标准预防采取相应传播途径的隔离措施,并结合病原体的危害程度、可能实施的诊疗方式等综合运用预防措施。

解析

　　传染链包括传染源、传播途径、易感人群三部分。传染源分为内源性和外源性,外源性感染又叫交叉感染,医院感染暴发和流行基本归为外源性感染。传播途径主要包括接触传播:直接接触和间接接触,例如经血液传播;飞沫传播:(可转化为接触传播),例如说话、打喷嚏有效距离为 1 米；空气传播：感染的较少，但传播最严重；易感者主要包括患者和医务人员，患者方面的原因有创伤性操作、免疫力低下、留置管路等，医务人员因素主要包括因操作不当引起某种疾病暴发。

❹ 什么是经空气传播疾病？为什么制定经空气传播疾病感染预防和控制规范非常重要？

答案：经空气传播疾病是由悬浮于空气中、能在空气中远距离传播（＞1 m），并长时间保持感染性的飞沫核传播的一类疾病，这类疾病传播有着传播广泛、发病率高、在人口密度大的场所高发、容易造成暴发等特点。主要是根据传播距离而定，传播距离大于 1 m 是经空气传播，小于 1 m 是经飞沫传播。而医院的人员密度大，聚集了传染源和易感人群，经空气传播疾病的风险高，一旦发生会造成严重后果。另外，因经空气传播疾病能在空气中远距离传播并能长时间保持感染性，是医院感染防控措施最严格、难度最大的一类疾病。因此，制定经空气传播疾病感染预防和控制规范非常重要。

解析

专性经空气传播疾病和优先经空气传播疾病：该定义采用了在 Roy 和 Milton 对于通过飞沫核传播疾病的分类，该分类将其分为三类：专性经飞沫核传播，即仅经吸入感染性的飞沫核传播的疾病，例如肺结核；优先经飞沫核传播，即可通过多个途径传播，而飞沫核传播是其中最主要的一种，例如麻疹和水痘；机会经飞沫核传播，即自然状态下经其他途径传播，只有在特殊条件下经飞沫核传播，例如：天花、严重急性呼吸道综合征、流感；隔离技术指南认为机会经飞沫核传播疾病只有在特殊条件下才发生 1 m 以上的长距离传播，其防控要求与前两类不同，因此仅将专性经飞沫核传播和优先经飞沫核传播的两类疾病纳入经空气传播疾病的范畴。WHO 2007 新发再发呼吸道传染病医院感染防控指南中的定义与此相同。

⑤ 什么是负压病房？无负压病室时应如何做好空气传播疾病的隔离工作？

答案：负压病房是通过特殊通风装置，使病区（房）的空气由清洁区向污染区流动，使病区（房）内的压力低于室外压力。负压病区（房）排出的空气需经处理，确保对环境无害。病室与外界压差宜为 −30 Pa，缓冲间与外界压差宜为 −15 Pa。本规范重点规定了气流方向，明确了压力差。

根据《医院隔离技术规范》WS/T311−2009 的要求：医疗机构如无负压病房，针对空气传播疾病患者需做好隔离工作，具体措施如下：①可将患者安置在单间病房，病房应通风良好，有空气消毒装置。房间内设有手卫生设施、独立卫生间。②患者在病情许可的情况下佩戴医用外科口罩，并限制其在隔离病房内活动。患者物品专人专用。③病室每天至少消毒 1 次，地面、物体表面使用含有效氯 500 mg/L 消毒液擦拭消毒。④工作人员进入病室时应做好个人防护，佩戴医用防护口罩、穿隔离衣或防护服、戴帽子和手套，近距离（1 m 以内）接触和进行可能喷溅的操作时除戴医用防护口罩以外，还应戴护目镜或防护面罩。⑤患者出院后需进行终末消毒，地面、物体表面使用含有效氯 500 mg/L 消毒液擦拭消毒；设备、仪器根据产品说明书进行清洁消毒；一次性用品按感染性废物处理。

解析

负压病房是指在特殊的装置之下，病房内的气压低于病房外的气压，从空气的流通来讲，就只能是外面的新鲜空气可以流进病房，病房内被患者污染过的空气就不会泄露出去，而是通过专门的通道及时排放到固定的地方。这样病房外的地方就不会被污染，从而减少了医务人员被大量感染的机会,负压病房的主要目的是控制气流,保证空气向一个方向流动,即气流从清洁区到潜在污染区到污染区,而保证气流向一个方向流动,这需要一个压差,因此引出了负压病房的定义。

传染病负压隔离病房使用一套送风净化装置,二套排风净化装置。送风净化装置由送风柜和粗效、中效、高效过滤装置组成,过滤效率为 99.99%(粒经≥0.3 μm)。排风净化装置由排风柜和粗效、中效过滤装置组成,过滤效率为 99.99%(粒经≥0.3 μm)。

传染病负压隔离病房的功能主要有两点:一是利用负压原理隔离病原微生物,同时将室内被患者污染的空气经特殊处理后排放,不会污染环境;二是通过通风换气及合理的气流组织,稀释病房内的病原微生物浓度,并使医护人员处于有利的风向段,保护医护人员工作安全。传染病负压隔离病房一般由病室、缓冲间、卫生间三部分组成。

管理要求:①硬件设施要求:病室内有中心供氧、负压吸引、呼吸机、对讲机、电话、计算机、摄像头、电视机及心电信号中央监测系统,缓冲间内设感应洗手设施、工作台及风淋装置。卫生间设坐便器、淋浴器、紧急呼叫器等。②设施使用要求:护理人员要熟练掌握病房的设施性能及操作。病房温度夏季为 24~26 ℃,湿度为 40%~60%;冬季温度为 20~25 ℃,湿度为 30%~50%,室内噪声小于 45 db。为患者及医护人员提供舒适的治疗和工作环境。传递窗双门不得同时打开,以防医护人员因处在气流对流而受到感染的可能。每月检测病房设施,当发生突然断电或通风系统发生故障时,应及时开启各病室的通风窗。

⑥ 哪些治疗操作易引发气溶胶? 如何做好防护措施?
　　答案:容易引发气溶胶的常见操作有:气管插管和拔管、吸痰、心肺复苏、咽拭子采样、尸检、使用高速设备(如钻、锯、离心机等)的

操作、气管镜检查等。如图9-1、图9-2,实施这些操作时,患者可能排出呼吸道分泌物和微小气溶胶而造成疾病的传播,这样的操作称之为产生气溶胶的操作。医务人员在实施上述诊疗操作时应做好职业防护:

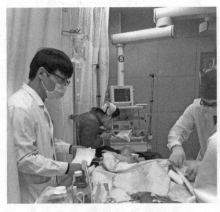 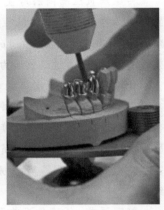

图9-1 易产生气溶胶的操作　　　　图9-2 易产生气溶胶的操作

（1）操作房间保持通风良好,只允许必要的人员入内。

（2）根据分级防护的要求和暴露级别,选择合适防护用品,如穿防水隔离衣或防护服、戴眼罩或面罩、戴医用外科口罩或医用防护口罩。

（3）接触患者前后执行手卫生、戴手套,脱手套后及时洗手或手消毒。

解析

气溶胶（aerosol）是由固体或液体小质点分散并悬浮在气体介质中形成的胶体分散体系,又称气体分散体系。其分散相为固体或液体小质点,其大小为 $0.001\sim100\ \mu m$,分散介质为气体。空中的云、雾、尘埃,工业上和运输业上用的锅炉和各种发动机里未燃尽的燃料所形成的烟,采矿、采石场磨材和粮食加工时所形成的固体粉尘,人造的掩蔽烟幕和毒烟等都是气溶胶的具体实例。

❼ 什么是呼吸道卫生？在某些情况下，身上没有纸巾或者来不及拿纸巾应该怎么办？为什么？

答案：呼吸道卫生是呼吸道感染患者佩戴医用外科口罩、在咳嗽或打喷嚏时用纸巾盖住口鼻、接触呼吸道分泌物后实施手卫生并与其他人保持 1 m 以上距离的一组措施。在某些特殊情况下，如果没有纸巾，用上衣袖挡住咳嗽或打喷嚏，而不是用"手"，可以大大减少飞沫的传播。本咳嗽礼仪的增加，主要是依据 WHO 2007 年 6 月发布的指南《医疗机构内新发再发疾病呼吸道传染病预防与控制》（*Infection prevention and control of epidemic and pandemic-prone acute respiratory diseases in health care*），该指南在前一版指南的基础上，按照 SARS 防控的经验教训进行修订，因此本规范进行了借鉴，以大大减少飞沫的传播。

解析

（1）医用外科口罩：适用于由临床医务人员在有创操作过程中所佩戴的，为接受处理的患者及实施有创操作的医务人员提供防护，阻止血液、体液和飞溅物传播的医用外科口罩。

技术要求：符合 YY0469-2011《医用外科口罩技术要求》标准，重要技术指标包括过滤效率、细菌过滤效率和呼吸阻力：①过滤效率：在空气流量（30±2）L/min 条件下，对空气动力学中值直径（0.24±0.06）μm 的氯化钠气溶胶的过滤效率不低于 30%；②细菌过滤效率：在规定条件下，对平均颗粒直径为（3±0.3）μm 的金黄色葡萄球菌气溶胶的过滤效率不低于 95%；③呼吸阻力：在过滤效率流量条件下，吸气阻力不超过 49 Pa，呼气阻力不超过 29.4 Pa。

（2）医用防护口罩：符合 GB19083-2010《医用防护口罩技术要求》标准，重要技术指标包括非油性颗粒过滤效率和气流阻力：①过滤效率：在空气流量(85±2)L/min条件下，对空气动力学中值直径(0.24±0.06)μm氯化钠气溶胶的过滤效率不低于95%，即符合N95(或FFP2)及以上等级。②吸气阻力：在上述流量条件下，吸气阻力不超过343.2 Pa(35 mmHg)。医用外科口罩与医用防护口罩的区别详见表9-2。

表9-2　医用外科口罩与医用防护口罩的区别

项目	医用外科口罩	医用防护口罩
适用范围	医务人员在有创操作过程中所佩戴的，为接受处理的患者及实施有创操作的医务人员提供防护，阻止血液、体液和飞溅物传播的口罩	医用防护口罩适用于医务人员和相关工作人员对经空气传播的呼吸道传染病的防护，防护等级高
密闭性	口罩戴好后应能罩住佩戴者的鼻、口至下颌，密闭性差	密闭性好，舒适性差，易无意识解开口罩
分层	外层为防湿层，中间层为过滤层，内层贴合皮肤	
过滤效果	差	好

（3）一次性医用口罩：多由3层无纺布制成的口罩，用于医护人员的一般防护。适用范围：可用于基本的医疗操作和护理操作过程中的防护，适用于一般医护人员。

（4）N95口罩：见图9-3，由高效静电滤棉和熔喷无纺布材质有效过滤非油性颗粒物，过滤率大于95%，用于提供呼吸防护。不同口罩防护效果比较详见表9-3。

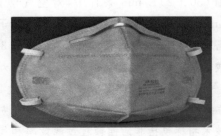

图9-3　N95口罩

表9-3 不同口罩防护效果比较

口罩类型	过滤效率(%)	吸气阻力(mmHg)
外科口罩	18.4	1.8
纱布口罩(12层)	32.3	3.9
纱布口罩(24层)	43.9	6.6
医用防护口罩	97.4	13.8

8 **规范中对预检分诊的技术内容进行了细化,预检分诊的要求有哪些? 应着重落实哪两方面的制度?**

答案: ①医疗机构应当建立传染病预检分诊制度。二级以上综合医院应当设立感染性疾病科,具体负责本医疗机构传染病的分诊工作,并对本医疗机构的传染病预检分诊工作进行组织管理。没有设立感染性疾病科的医疗机构应当设立传染病分诊点。感染性疾病科和分诊点应当标识明确、相对独立、通风良好、流程合理,具有消毒隔离条件和必要的防护用品;②在接诊的过程中,预检分诊应重点询问患者有无发热、呼吸道感染症状、流行病学史等情况。另外,在执行标准时,预检分诊的询问和体检内容应该根据当时流行的疾病特点进行调整和细化,如在麻疹流行期间增加询问皮疹的情况;③经预检为传染病患者或者疑似传染病患者的,应当将患者分诊至感染性疾病科或者分诊点就诊,同时对接诊处采取必要的消毒措施;④应当根据传染病的流行季节、周期和流行趋势做好特定传染病的预检分诊工作。必要时,设立相对独立的针对特定传染病的预检处,引导就诊患者首先到预检处检诊,初步排除特定传染病后,再到相应的普通科室就诊;⑤对呼吸道等特殊传染病患者或者疑似患者,应当依法采取隔离或者控制传播措施,并按照规定对患者的陪同人员和其他密切接触人员采取医学观察和其他必要的预防措施;⑥医疗机构不具备传染病救治能力时,应当及时将患者转诊到具备救治能力的医疗机构诊疗,并将病历资料复印件转至相应的医疗机构;⑦转诊传染病患者或疑似传染病患者时,应当按照当地卫生行政部门的规定使用专用车辆。

应重点落实预检分诊和首诊负责制。另外,在执行过程中,一定要注意不能推诿患者,应将预检分诊明确在相应人员的职责中,确保责任到人,落实到位。

解析

首诊负责制:指第一位接诊医师(首诊医师)对其所接诊患者,特别是对危、急、重患者的检查、诊断、治疗、会诊、转诊、转科、转院、病情告知等医疗工作负责到底的制度。

(1)首诊医师须按照要求进行病史采集、体格检查、做好必要的辅助检查及病历记录等,对诊断已明确的患者应及时治疗。若病情需要,应收住观察室或收住入院进一步治疗。特别是危、急、重症患者,必须收住入院治疗。

(2)对已接诊的非本科疾病患者,首诊医师应详细询问病史,进行必要的体格检查,认真书写门诊病历后,耐心向患者介绍其病种及应去的就诊科室。

(3)对已接诊的诊断尚未明确的患者,首诊医师应在写好病历、做好检查后,请上级医师会诊或邀请有关科室医师会诊。诊断明确后及时转有关科室治疗。诊断仍不明确者,收住主要临床表现相关科室。若因本院条件所限确需转院者,按转院制度执行。

(4)如遇危重患者需抢救时,首诊医师必须先抢救患者并及时报告相关诊疗组、上级医师或科主任,参与抢救工作。首诊医师下班前应与接班医师做好床旁交接班,并认真写好交接班记录后方能下班。对已接诊的非本科室范畴的重危者,首诊医师首先对患者进行一般抢救,并马上通知有关科室值班医师,在接诊医师到来后,向其介绍病情及抢救措施后方可离开。如提前离开,在此期间发生问题,由首诊医师负责。被邀请的医师,应立即赶到现场,明确为本科疾病后应接过病员按首诊医师的责任进行抢救,不得推诿,不得擅自离去。

❾ 医务人员医院感染的常见呼吸道传播疾病有哪些? 对疑似或确诊的患者应做好哪些有针对性的指导内容?

　　答案:(1)常见的呼吸道传播疾病有以下几种:甲类:鼠疫;乙类:严重急性呼吸综合征、人感染高致病性禽流感、麻疹、肺炭疽、肺结核、流行性脊髓灰质炎、百日咳、白喉、猩红热、甲型 H1N1;丙类:流行性感冒、流行性腮腺炎、风疹;其他:水痘等。

　　(2)对疑似患者发放医用外科口罩,指导正确佩戴并正确实施手卫生。对于经空气传播疾病,打喷嚏、咳嗽产生感染性气溶胶是疾病传播的重要途径,患者佩戴外科口罩是简单、有效、经济的减少周围环境中感染性气溶胶的方式,因此,当患者能耐受时应发放和正确佩戴外科口罩。手卫生是标准预防的重要内容,既可以显著降低疾病传播风险,又可以减少对环境的污染,因此也应作为对疑似患者的指导内容。洗手步骤详见图 9-4。

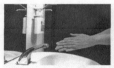

第一步
掌心相对,手指并拢
相互揉搓

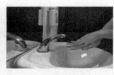

第二步
手心对手背沿指缝
相互揉搓

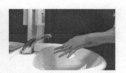

第三步
掌心相对,双手交叉
沿指缝相互揉搓

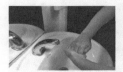

第四步
两手互握,互擦指背

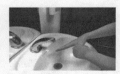

第五步
一手握另一手大拇指旋
转揉搓,交换进行

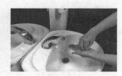

第六步
指尖在对侧掌心
前后揉搓

图9-4　洗手步骤

我国 WS/T313－2009《医务人员手卫生规范》中指出"认真揉搓双手至少 15 秒",到底是每个步骤揉搓 15 秒,还是六步揉搓共 15 秒?

解析

从洗手和手消毒两种手卫生方法的流程来看:使用皂液和流动水洗手的全过程包括打湿、取液、六部揉搓、冲洗、干手共 5 个步骤,世界卫生组织(WHO)指南建议该项整个操作应花费 40～60 秒完成。而使用乙醇类消毒剂时,全过程仅有取液、六步揉搓 2 个步骤,应花费 20～30 秒完成。

使用手消毒剂揉搓时,如果未达到 15 秒即干燥,则是由于取液量未达到推荐值,从而影响手消毒效果。由此可见,不管是使用流动水洗手,还是使用手消毒剂,其六部揉搓时间合计应至少 15 秒,而不是特定的 15 秒或者每个揉搓步骤 15 秒。揉搓时间的长短会影响手卫生的效果。

手卫生在佩戴饰品上的要求详见图 9－5:不应戴假指甲、不染指甲,不应戴戒指、手镯。关于腕表争议较多,6 步洗手法不强求,但若医院实行的是七步洗手法,则不应戴腕表,因污染手摘表-污染到表-放进口袋-洗手完毕-再戴已受到污染的表-手再次污染-没有洗手(白洗手)。

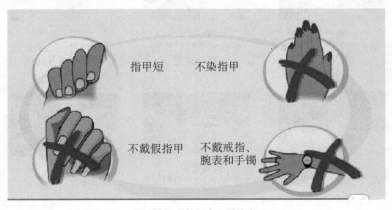

图 9－5　减少手上微生物

手卫生效果监测。手卫生合格效果应达到如下要求：①卫生手消毒，监测的细菌菌落总数应≤10 CFU/cm²；②外科手消毒，监测的细菌菌落总数应≤5 CFU/cm²。

六步及七步水洗手合格效果如何监测呢？一般来说仅监测卫生手及外科手消毒的效果，对一般水洗手效果是不用监测的，仅用来监测洗手的步骤正确性及医务人员手卫生依从性的观察，规范要求医疗机构应每季度对手术室、产房、导管室、层流洁净病房、骨髓移植病房、器官移植病房、重症监护病房、新生儿室、母婴室、血液透析病房、烧伤病房、感染疾病科、口腔科等部门工作的医务人员进行消毒效果的监测。

⑩ 疑似或确诊经空气传播疾病患者在转运途中，应戴什么口罩？为什么？

答案：允许戴医用外科口罩，不能戴医用防护口罩主要是因为患者本身就是呼吸道疾病，存在呼吸困难，再采用医用防护口罩，反而加重病情。

正确佩戴口罩，详见图 9-6。

适用于飞沫隔离的防护

穿

有颜色面朝外
金属软条向上

脱

先解开底部带子，
再解开头顶带子

系带分别绑于头顶后、
颈后

从脸上拿掉丢弃

金属软条向内按压
该部分成鼻梁形状

图 9-6　正确佩戴口罩

《世界卫生组织关于卫生保健中的预防和控制感染流行和大流行性急性呼吸道疾病的临时指南》是这样建议的：

（1）用口罩仔细遮盖口鼻并系牢，尽可能减少面部与口罩之间的空隙。

（2）在使用时，避免触摸口罩，在触摸用过的口罩后，例如，要取下口罩时，用肥皂水或酒精洁手液洗手。

（3）在口罩受潮或沾染湿气后，换上新的清洁并干燥的口罩。

（4）不要重复使用一次性口罩，一次性口罩在每次使用后应丢弃并在取下后立即处置。

⓫ 什么是标准预防？其内涵是什么？

答案：标准预防是指将患者的血液、体液、分泌物、排泄物均视为具有传染性。不论其是否具有明显的血迹污染或是否接触非完整的皮肤与黏膜，接触上述物质者，必须采取防护措施。

内涵：

（1）强调双向预防：防止疾病从患者传至医护人员，也要防止疾病从医务人员传至患者。

（2）防止血源性疾病的传播。

（3）防止非血源性疾病的传播。

（4）根据疾病的主要传播途径，采取隔离措施：接触隔离、飞沫隔离、空气隔离。

解析

标准预防是将普遍预防和体内物质隔离的许多特点进行综合，认定患者的血液、体液、分泌物、排泄物均具有传染性，需进行隔离，不论是否具有明显的血迹污染或是否接触非完整的皮肤与黏膜。接触上述物质者，必须采取防护措施，根据传播途径采取接触隔离、飞沫隔离、空气隔离，是预防医院感染成功而有效的措施。

➤ 隔离对象：将所有患者的血液、体液、分泌物、排泄物均视为具有传染性，需要隔离。

➤ 防护：实施双向防护，防止疾病双向传播。

➤ 隔离措施：根据传播途径采取接触隔离、飞沫隔离、空气隔离措施。

➤ 标准预防的操作原则：

（1）标准预防针对所有为患者实施操作的全过程。

（2）不论患者是否确诊或可以感染传染病均采取。

（3）包括洗手、戴手套、穿隔离衣、戴防护眼镜和面罩等基本措施。

（4）进行可能接触患者体液、血液的操作时须戴手套。

（5）操作完毕脱去手套后应洗手，必要时手消毒。

（6）有可能发生血液、体液飞溅到医务人员面部：戴具有防渗透性的口罩、防护眼镜。

（7）有可能发生血液、体液大面积飞溅到医务人员身体：穿戴具有防渗透性的隔离衣或者围裙。

（8）手部皮肤破损有可能接触患者血液、体液：戴双层手套。

（9）戴手套操作过程中，应避免已经污染的手套触摸清洁区域或者物品。

（10）进行侵袭性诊疗、护理操作过程中：要保证充足的光线，特别注意防止被针头、缝合针、刀片等锐器刺伤或划伤。

（11）使用后的锐器防刺伤：直接放入耐刺、防渗漏的锐器盒；使用具有安全性能的注射器、输液器。

（12）立即清洁污染的环境。

（13）禁止将使用后的一次性针头重新套上针头套。

（14）禁止用手直接接触使用后的针头、刀片锐器。

（15）保证废弃物的处理：运输废弃物的人必须戴厚质乳胶清洁手套；处理体液废弃物必须戴防护眼镜。

➤ 具体措施：

（1）洗手：接触血液、体液、排泄物、分泌物后可能污染时，脱手套后，要洗手或使用快速手消毒剂洗手。

（2）手套：当接触血液、体液、排泄物、分泌物及破损的皮肤黏膜时应戴手套。手套可以防止医务人员把自身手上的菌群转移给患者的可能性；手套可以预防医务人员变成传染微生物时的媒介，即防止医务人员将从患者或环境中污染的病原在人群中传播。在两个患者之间一定要更换手套，手套不能代替洗手。

（3）面罩、护目镜和口罩：戴口罩及护目镜也可以减少患者的体液、血液、分泌物等液体的传染性物质飞溅到医护人员的眼睛、口腔及鼻腔黏膜。

（4）隔离衣：穿隔离衣为防止被传染性的血液、分泌物、渗出物、飞溅的水和大量传染性材料污染时才使用。脱去隔离衣后应立即洗手以避免污染其他患者和环境。

（5）可重复使用的设备：①可复用的医疗用品和医疗设备，在用于下一患者时根据需要进行消毒或灭菌处理。②处理被血液、体液、分泌物、排泄物污染的仪器设备时，要防止工作人员皮肤和黏膜暴露，工作服的污染，以致将病原微生物传播给患者和污染环境。③需重复使用的利器，应放在防刺的容器内，以便运输，处理和防止刺伤。④一次性使用的利器，如针头等放置在防刺、防渗漏的容器内进行无害化处理。

（6）物体表面、环境、衣物与餐饮具的消毒：①对医院普通病房的环境、物体表面包括床栏、床边、床头桌、椅、门把手等经常接触的物体表面定期清洁，遇污染时随时消毒。②在处理和运输被血液、体液、分泌物、排泄物污染的被服、衣物时，要防止医务人员皮肤暴露、污染工作服和环境。③可重复使用的餐饮具应清洗、消毒后再使用，对隔离患者尽可能使用一次性餐饮具。④复用的衣服置于专用袋中，运输至指定地点进行清洗、消毒，并防止运输过程中的污染。

（7）急救场所可能出现需要复苏时，用简易呼吸球囊（复苏袋）或其他通气装置以代替口对口人工呼吸方法。

（8）医疗废物应按照国家颁布的《医疗废物管理条例》及其相关法律法规进行无害化处理。接触传播指通过接触而传播的疾病，接触传播是医院感染主要而常见的传播途径，一般包括直接传播和间接传播。

➢ 对确诊或可疑感染了接触传播病原微生物如肠道感染、多重耐药菌感染、皮肤感染等的患者，在进行标准预防的基础上，还应采用接触传播隔离预防。

（1）患者的隔离：①患者安置在单人隔离房间，无条件时可将同种病原体感染的患者安置于一室；②限制患者的活动范围；③减少转运，如必须转运时，应尽量减少对其他患者和环境表面的污染。

（2）接触隔离防护隔离：①进入隔离病室接触患者包括接触患者的血液、体液、分泌物、排泄物等物质时，应戴手套；②离开隔离病室前，接触污染物品后摘除手套，洗手和/或手消毒；③进入病室，从事可能污染工作服的操作时，应穿隔离衣；离开病室前，脱下隔离衣，按要求悬挂，或使用一次性隔离衣，用后按医疗废物管理要求进行处置；④隔离室应有隔离标志，并限制人员的出入。

（3）空气隔离：空气传播是指病原微生物经由悬浮在空气中的微粒（粒径＜5 μm）以气溶胶来传播的方式，这种微粒能在空气中悬浮较长时间，并可随气流漂浮到较远处，所以可造成多人感染，甚至导致医院感染暴发流行。因此，患者所处的环境需要屏蔽，可使用单人房间、专门的空气处理系统和通风设备防止空气传播。

➢ 确诊感染的措施：医务人员和进入该环境的人员应使用呼吸道保护装置。如果患者确诊或可疑感染了经空气传播的疾病，如肺结核、流行性脑膜炎、腮腺炎、水痘、麻疹、鼠疫、肺出血热等，在标准预防的基础上还要采用空气传播的隔离预防，要采用以下隔离措施。

（1）患者的隔离：①患者应单间安置，加强通风，并注意风向；②无条件时，相同病原微生物感染患者可同住一室；③尽快转送有条件收治的传染病院或卫生行政部门指定的医院进行收治，并注意转运过程中医务人员的防护。当患者病情容许时,应戴医用防护口罩;④限制传染患者的活动范围。⑤做好空气的消毒。

(2) 空气隔离防护隔离:①医务人员进入确诊或可疑传染患者房间时,应戴帽子、医用防护口罩;②进行可能产生喷溅的诊疗操作时,应穿隔离衣;③接触患者及其血液、体液、分泌物、排泄物等物质时必须戴手套。

(3) 飞沫隔离:飞沫传播是指经较大的飞沫气溶胶微粒(粒径>5 μm)而传播的疾病。在空气中悬浮的时间不长,喷射的距离不超过1 m左右。

⑫ **为医务人员提供符合要求的防护用品,应包含哪几方面的要求?如何做好空气隔离的防护?**

答案:主要包含以下几方面要求:①防护用品种类齐全:包括口罩、护目镜、手套、隔离衣和防护服、鞋套、防水围裙、帽子等并符合国家相关标准;②数量要合适:要足够数量的防护口罩、帽子等,避免反复使用,增加感染的机会;③在有效期内:避免使用过期的物品;④正确管理与使用:应放于专门的清洁柜子内保存,不能与生活用品放到一起。另外使用过程中,避免未遮住口鼻、挂在耳朵上,并要保持口罩密封性良好,否则起不到空气过滤作用。

空气隔离的防护措施:

(1) 应按照区域流程,不同区域,穿戴不同的防护用品,离开时按要求摘脱,本标准强调了"确保医用防护安全区域最后脱卸"医用防护口罩,以保证对呼吸道的保护,在执行中尤其需要注意。

(2) 进入确诊或可疑传染病患者房间时,应戴帽子、医用防护口罩;进行可能产生喷溅的诊疗操作时,应戴护目镜或防护面罩,穿防护服;当接触患者及其血液、体液、分泌物、排泄物等物质时应戴手套。

(3) 正确使用防护用品,见图 9-7~图 9-11。

9132 医用防护口罩

（中国药监局 SFDA 认证）

- 用于职业性医护人员的呼吸防护，防护某些致病性微生物颗粒（如病毒、细菌、霉菌、炭疽杆菌、结核杆菌等）
- 包装：30 个/盒，10 盒/箱＝300 个

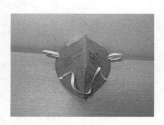

图 9-7　医用防护口罩

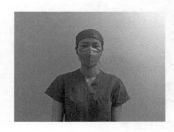

- 选择经过合适性检验的 N95 口罩
- 盖在鼻子、嘴和下巴上
- 按照鼻架进行调整
- 用橡皮系在头上
- 服帖调整
- 口罩密合性试验
  ◇ 吸气：口罩塌陷
  ◇ 呼气：检查口罩周围是否漏气

图 9-8　戴 N95 口罩

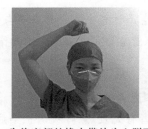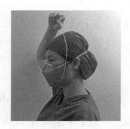

- 先将底部的橡皮带从头上脱下
- 再将上部的橡皮带子脱下
- 丢弃

图 9-9　脱卸 N95 口罩

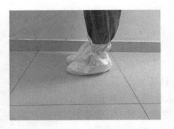

● 防水、防渗透

图 9-10　长筒靴或保护性鞋套

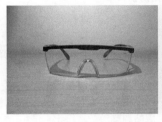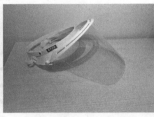

● 透亮度好,有较好的防溅性能
● 防护面罩应能包裹全部面部及两侧

图 9-11　护目镜或防护面罩

解析

防护用品:是指保护劳动者在生产过程中的人身安全与健康所必备的一种防御性装备,对于减少职业危害起着相当重要的作用。

⑬ 护士在预检分诊的过程中,识别患者的重点有哪些?

答案:预检分诊应重点询问患者有无发热、呼吸道感染症状、流行病学史等情况,必要时应对疑似患者测量体温。对疑似经空气传播疾病的患者发放医用外科口罩,并指导患者正确佩戴,指导患者适时正确实施手卫生。尤其强调了应指导患者佩戴口罩或实施手卫生。

⑭ 对临时安置地的硬件设施有何要求?

答案: 临时安置地相对独立的要求在执行时要根据医疗机构的条件,如安置于隔离诊室、隔离病室。当没有隔离房间的情况下,要尽量安置在远离人群密集的相对独立区域。对于空气消毒的要求,本标准强调了通风良好,可以采取自然通风,也可采取机械通风;对于使用集中空调通风系统的临时安置地要求带有空气净化消毒装置,是为了避免感染性飞沫核对集中空调通风系统的污染或通过集中空调通风系统传播。当临时安置地的集中空调通风系统没有空气净化消毒装置时可以关闭空调系统,封闭回风口,改用自然通风或其他有效的空气消毒方法。另外,还要有手卫生设施。

解析

自然通风:指的是利用自然风压、空气温差、空气密度差等对室内、矿井或井巷等区域进行通风输气的方式。自然通风是依靠室外风力造成的风压和室内外空气温度差造成的热压,促使空气流动,使得建筑室内外空气交换。

机械通风:利用通风机的运转给空气一定的能量,造成通风压力以克服矿井通风阻力,使地面空气不断地进入井下,沿着预定路线流动,然后将污风再排出井外的通风方法。

空气隔离诊室:此概念来源于 WHO 2007 年的防控指南,指的是每小时换气次数≥12 次,风向可控的病室。可用于收治经空气传播疾病的患者和由新型病原体导致的、可能引起重大公共卫生问题的急性呼吸道疾病患者。病室可以是自然通风或机械通风。除了达到每小时换气次数≥12 次之外,在机械通风的预防空气传播病房,需要开设负压装置来控制风向。在自然通风的预防空气传播病房里,通风应该顺畅,或者允许直接排放到周围环境和开放空间,使污染空气迅速稀释。

⑮ 分级防护是如何制定的？每一级别的适用人群和防护要求是什么？

答案： 按照导致感染的危险程度实施分级防护，分为一般防护、一级防护、二级防护和三级防护。

解析

具体要求：

（1）一般防护：主要适用于普通门（急）诊、普通病房医务人员。①遵守标准预防的原则；②工作时应穿工作服、必要时戴外科口罩；③执行手卫生。

（2）一级防护：适用于发热门诊与感染疾病科医务人员，用生物转运箱运送标本人员。①遵守标准预防的原则；②执行消毒、隔离的各项规章制度；③工作时应穿工作服、隔离衣、戴工作帽和外科口罩（每4小时更换一次），必要时戴乳胶手套；④执行手卫生；⑤下班时进行个人卫生处置，并注意呼吸道与黏膜的防护。一级防护用具穿戴顺序详见图9-12。

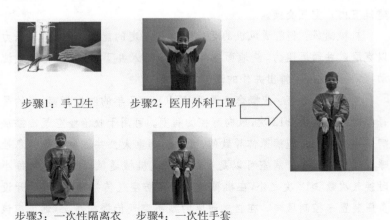

步骤1：手卫生　　步骤2：医用外科口罩

步骤3：一次性隔离衣　　步骤4：一次性手套

图9-12　一级防护用品穿戴顺序

（3）二级防护：适用于进入疑似或确诊经空气传播疾病患者安置地或为患者提供一般诊疗操作，如进入留观室、隔离病房的医务人员。①遵守标准预防的原则；②根据疾病的传播途径，采取空气隔离、飞沫隔离与接触隔离等；③执行消毒、隔离的各项规章制度；④进入隔离观察室、隔离病区的医务人员根据情况戴医用防护口罩，穿工作服、隔离衣或防护服、鞋套，戴手套、工作帽等；⑤严格按照清洁区、潜在污染区和污染区的划分，正确穿戴和脱摘防护用品，并注意呼吸道、口腔、鼻腔黏膜、眼睛等的卫生与保护。二级防护用具穿戴顺序见图 9-13，二级防护用具脱卸顺序见图 9-14。

（4）三级防护：适用于对人禽流感疑似病例、确诊病例实施近距离高危险的治疗操作例如气管插管、气管切开的医务人员。

防护要求：在二级防护基础上，还应加戴面罩或更换全面型呼吸防护器。

穿脱防护用品的注意事项：

（1）个人防护用品（尤其是呼吸防护用品）质量对感染防护效果影响较大，应选择符合要求的产品。

1.戴一次性帽子　　2.戴口罩或全面具，检查　　3.戴护目镜或
　　　　　　　　　　口罩或全面具的气密性　　　防护面罩

 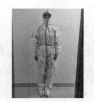 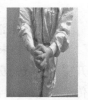

4.穿连体防护服　5.戴上防护服帽子　6.戴上手套　7.手套套在防
　　　　　　　　　　　　　　　　　　　　　　　　护服袖口外面

图 9-13　二级防护用品穿戴顺序

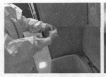 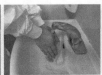

1.离开隔离室或污染　2.洗手或手消毒　3.脱掉防护服，　4.洗手或手消毒
区域后摘手套(里面朝　　　　　　　　里面朝外，入黄
外，入黄色垃圾袋)　　　　　　　　色垃圾袋

  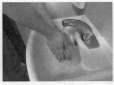

5.摘下护目镜　6.摘掉口罩　7.洗手或手消毒　　8.取下帽子　9.洗手或
　或防护面罩　　　　　　　　　　　　　　　　　　　　手消毒

图 9-14　二级防护用品脱卸顺序

（2）医用防护口罩每 4 小时应至少更换一次,遇污染或潮湿,应及时更换。离开隔离区前应对重复使用的防护用品如佩戴的护目镜、防护面罩等进行消毒。

（3）医务人员接触多个确诊病例时,防护服可连续应用。

（4）接触疑似病例时,防护服应在接触每个病例之间进行更换。

（5）防护服被患者血液、体液、污物污染时,应立即更换。

（6）戴医用防护口罩或全面型呼吸防护器应进行面部密和性试验。

⓰ 何为终末消毒？常用的消毒方法有哪些?

答案:终末消毒是指传染源(包括感染或多重耐药菌携带者)离开疫源地或病房后,对疫源地或病房进行的一次彻底清洁或消毒,如传染病患者出院、转院或死亡后,对其所住病房环境进行的最后消毒。

消毒方法详见表 9-4。

表9-4　常用消毒方法

项目名称	过氧乙酸	含氯消毒剂	臭氧
消毒特点	具有广谱杀菌性,能够杀灭细菌、真菌、病毒及芽孢	广谱杀菌,能够灭细菌、真菌、病毒及芽孢	广谱杀菌,扩散性好
适用范围	适用于耐腐蚀性物品、环境、室内空气的日常消毒和终末消毒	适用于环境、物体表面的日常消毒和终末消毒	对室内空气和物体表面消毒
终末消毒方法	(1) 使用2%过氧乙酸溶液对空气消毒,密闭作用4小时 (2) 使用15%过氧乙酸加热熏蒸对空气和物体表面消毒,湿度70%~90%,密闭作用2小时,通风5~6小时	(1) 使用2 000 mg/L含氯消毒剂擦拭,消毒作用30分钟 (2) 使用2 000 mg/L含氯消毒剂喷雾,消毒作用60分钟	(1) 对环境温湿度要求高,温度<21 ℃,湿度70%~90%RH (2) 有毒性,消毒空间需完全密闭
注意事项	(1) 过氧乙酸不稳定,用前应测定有效含量,原液浓度低于12%不应使用 (2) 现配现用,稀释液使用时限不应超过24小时 (3) 对金属和织物有很强的腐蚀和漂白作用	(1) 仅用于环境物体表面的终末消毒,不能用于空气消毒 (2) 应现配现用,稀释液使用时限不应超过24小时 (3) 对金属和织物有很强的腐蚀和漂白作用,消毒完成后需再用清水擦拭	(1) 常温下易分解,若要完全分解需要更长的时间 (2) 残留浓度无检测(GB1598:<0.16 mg/0.1 ppm) (3) 易使塑料、橡胶老化

常用终末消毒存在的问题:①腐蚀性大、材料相容性差;②消毒剂性能不稳定,需现用现配;③擦拭或喷雾消毒方式,消毒不彻底,有死角;④臭氧气体有毒性;⑤不能达到空气和物表同时消毒。

解析

普通区域床单位终末处理方法:

普通区域指非感染患者的区域,该区域床单位中终末处理方法:

(1) 患者转科、转院或出院后,用清水湿式擦拭床单元,当有明显污染或患者死亡时,用含有效氯 500 mg/L 消毒液擦拭,作用 30 分钟后再用清水湿式擦拭处理床单元。

(2)室内通风换气,时间不得少于 30 分钟,必要时可用紫外线消毒。

(3)紫外线灯管表面必须保持清洁,每周用 75% 酒精纱布或棉球擦拭 1 次,照射时间不得少于 30 分钟。

(4)紫外线等照射消毒有记录。

特殊区域床单位终末处理:

(1)特殊区域指感染患者(包括传染病患者)、高度易感患者的区域,当以上区域患者转科(院)、出院或患者死亡后,床单位的终末消毒严格按照《医疗机构消毒技术规范》的相关规定执行。

(2)严格按照普通区域床单位处理的基础上,必须做到以下几点:①护理车的污物袋内套黄色垃圾袋;②隔离病房在拆被服之前先进行环境物表消毒;③根据感染患者感染情况,必要时工作人员操作时戴手套、穿隔离衣、消毒双手后再铺清洁备用床;④床垫、棉被、毛毯、枕芯用床单位臭氧消毒机消毒并记录。

注意事项:①严禁在病房内清点衣被;②含氯消毒剂必须现配现用,浓度符合标准要求;③处理甲类传染病、特殊感染性疾病及不明原因传染病患者的衣被应先消毒或灭菌后再送洗衣房洗涤或焚烧。

⑰ 呼吸道传染病患者所处场所应该如何消毒? 呼吸道传染病患者出院或死亡后病室应该如何消毒?

答案:呼吸道传染病患者所处场所可选用以下方法:

(1)受客观条件限制的医院可采用通风,包括自然通风和机械通风,宜采用机械排风。

(2)负压隔离病房。

(3)安装空气净化消毒装置的集中空调通风系统。

(4)使用合法、有效的空气净化设备,其操作方法、注意事项等应遵循产品的使用说明。

　　呼吸道传染病患者出院或死亡后病室可选用以下方法：

　　（1）紫外线灯照射消毒。

　　（2）化学消毒。

　　（3）使用合法、有效的空气净化设备，操作方法、注意事项等应遵循产品的使用说明。

（吕　君）

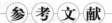

［1］Roy CJ，Milton DK. Airborne transmission of communicable infection-the elusive pathway［J］. N Engl J Med. 2004,350(17)：1710 - 1712.

［2］李六亿,姚希.《经空气传播疾病医院感染预防与控制规范》释义［J］.中华医院感染学杂志,2017,27(16)：3608 - 3611.

［3］Organization WHO. Infection Prevention and Control Epidemic- and Pandemic-prone Acute Respiratory Infections in Health Care［D］. World Health Organization，2014.

［4］卓名信,厉新光,徐继昌,等.军事大辞海·上［M］.北京：长城出版社,2000,5：428.

［5］李六亿.标准预防的介绍［J］.中华医院管理杂志,1999,15(4)：241.

［6］任勇,杨芸.甲型 H1N1 流感病人负压隔离病房的护理管理［J］.护理研究,2010,24(27)：2521.

［7］王海东.医务人员手卫生规范［J］.中华医院感染学会,2009,19(12)：Ⅰ-Ⅲ.

练习题

一、单选题

1. 经空气传播疾病这类疾病传播的距离是

　　A. ＞1 m　　　　　B. ＞2 m　　　　　C. ＞1.5 m　　　　　D. ＞3 m

2. 下列哪一个疾病是专性经空气传播疾病

　　A. 疟疾　　　　　　　　　　　　　　B. 水痘

　　C. 麻疹　　　　　　　　　　　　D. 开放性肺结核

3. 负压病房病室与外界压差宜为
　　A. −10 Pa　　　　B. −30 Pa　　　　C. −20 Pa　　　　D. −40 Pa

4. 规范中呼吸道卫生术语中指出呼吸道感染患者佩戴
　　A. 双层口罩　　　　　　　　　　B. N95 口罩
　　C. 医用外科口罩　　　　　　　　D. 不用戴口罩

5. 对新发或不明原因传染病流行期间,应制定并落实(　　)的预检分诊制度
　　A. 一般　　　　　B. 普通　　　　C. 特定　　　　D. 和平时一样

6. 遇有经空气传播疾病疑似或确诊患者时,(　　)做好个人防护
　　A. 按需　　　　　B. 按时　　　　C. 随时　　　　D. 没有规定

7. 患者识别要求中,工作人员应正确引导疑似经空气传播疾病患者到(　　　)就诊
　　A. 指定的感染疾病科门诊　　　　B. 呼吸科门诊
　　C. 急诊内科　　　　　　　　　　D. 中医科门诊

8. 患者安置要求中,临时安置地应确保相对独立,通风良好或安装了空气净化消毒装置的集中空调通风系统,另外,还必须关注
　　A. 手卫生　　　　　　　　　　　B. 监测体温
　　C. 监测血压　　　　　　　　　　D. 患者发烧情况

9. 患者转运过程中,可采用负压转运车,若没有条件,很重要的一点是
　　A. 加强手卫生　　　　　　　　　B. 通风良好
　　C. 做好消毒隔离工作　　　　　　D. 人员固定

10. 集中安置地应相对独立,病室内应设置(　　)很重要
　　A. 洗手池　　　　B. 污染区　　　　C. 独立卫生间　　　D. 通风设施

11. (　　)操作是经空气传播疾病传播风险最大的操作
　　A. 产生气溶胶的　　B. 无菌操作　　C. 污染操作　　D. 插管操作

12. (　　)是简单、有效、经济的减少周围环境中感染性气溶胶的方式
　　A. 佩戴外科口罩　　B. 戴手套　　　C. 手卫生　　　D. 通风

13. "空气隔离病室",指的是每小时换气次数(　　),风向可控的病室
　　A. ≥20 次　　　　B. ≥5 次　　　　C. ≥12 次　　　　D. ≥10 次

14. 二级防护主要的使用情况是
　　A. 普通门(急)诊、普通病房
　　B. 发热门诊与感染疾病科医务人员
　　C. 进入疑似或确诊经空气传播疾病患者安置地或为患者提供一般诊疗操作

D. 为疑似或确诊患者进行产生气溶胶操作时

15. 医用防护口罩应至少（　　）更换一次

　　A. 每 4 小时　　　　B. 每天　　　　C. 每 8 小时　　　　D. 每 2 小时

二、多选题

16. 医院感染传播途径包括

　　A. 经空气传播　　　B. 经飞沫传播　　　C. 经接触传播　　　D. 呼吸传播

17. 能产生气溶胶的操作，包括

　　A. 心肺复苏　　　　B. 静脉输液　　　　C. 吸痰　　　　　　D. 气管插管

18. 在规范管理要求中，提到了四早，包括

　　A. 早发现　　　　　B. 早报告　　　　　C. 早隔离　　　　　D. 早用药

19. 管理要求中，应为工作人员提供符合要求的防护用品，防护用品的要求包括下列哪几项

　　A. 防护用品种类齐全　　　　　　　　B. 在有效期内

　　C. 防护服过期可以使用　　　　　　　D. 正确管理与使用

20. 预检分诊时应重点询问患者的（　　）情况

　　A. 血压情况　　　　　　　　　　　　B. 呼吸道感染症状

　　C. 流行病学史　　　　　　　　　　　D. 有无发热

[答案]

1. A	2. D	3. B	4. C	5. C
6. A	7. A	8. A	9. B	10. C
11. A	12. A	13. C	14. C	15. D
16. ABC	17. ACD	18. ABC	19. ABD	20. BCD